刊行にあたって

　1965年にオッセオインテグレーションタイプのインプラントが人体に応用されて以来、その適応症は全部欠損症例のみならず、部分欠損症例へと拡大されました。また、現在では機能の回復だけではなく、審美性の回復にも適用されるようになりました。

　オッセオインテグレーションを発見された故・P-I Brånemark教授は、「インプラント治療は究極のリハビリテーションである」として、あらゆる方向から負荷がかかり、全身のなかで最も不潔になりやすい過酷な環境である口腔内において、長期にわたり患者さんのQOL(Quality of Life)の向上に寄与するという信念のもと、インプラント体(当時はフィクスチャーと呼ばれていました)やアバットメントの開発に取り組まれました。

　私たち歯科衛生士が携わるのは歯科用インプラントですが、インプラント治療は、股関節や膝関節など全身にまで適応範囲が拡大しており、性別・年齢・歯牙欠損形態にかかわらず、世界中で使われています。そして、失われた機能や審美性の回復により、社会性を取り戻すことも可能になっています。

　しかし、口腔内はつねに感染と背中合わせになっている特殊な環境です。そのため、術前の歯牙喪失原因の改善から始まり、インプラント体埋入時における無菌操作、アバットメント連結時以降のセルフケアの徹底、上部構造装着時以降の力のコントロール、そしてメインテナンス期におけるセルフケアとプロフェッショナルケアの実践によってつねに感染を予防し、もし感染が確認された場合には、すみやかな対応が必要となります。

　スタッフ全員がチームの一員として責任をもち、積極的に患者さんに寄り添うことで、インプラントの長期的安定を図ることが可能となります。本書がその一助となれば幸いです。患者さんの笑顔のために、さあ、今日も頑張りましょう！

2018年11月
柏井伸子

CONTENTS

書き込み式 歯科衛生士のための インプラントのきほん

第1章 インプラント治療の基礎知識

1. インプラント治療の流れ 1回法と2回法 ……… 10
2. 治療計画 ……… 12
3. 適応症とその拡大方法 ……… 14
4. 骨造成① GBR ……… 16
5. 骨造成② ソケットリフト ……… 18
6. 骨造成③ サイナスリフト ……… 20
7. 骨補塡材（自家骨、他） ……… 22
8. ソフトティッシュマネジメント ……… 24
9. インプラント体埋入手術直後の患者説明・注意点 ……… 26
10. インプラント体など各部名称 ……… 28
11. インプラントと天然歯の違い ……… 30

第2章 インプラント治療の前準備

1. 口腔内環境の把握 ……… 34
2. 全身状態の把握（服用薬の有無） ……… 36
3. 患者説明 ……… 38
4. 洗浄・消毒・滅菌 ……… 40
5. 清潔域と不潔域 ……… 42
6. ドレーピング ……… 44
7. 術中介助（モニタリング・器械出し） ……… 46

第3章 インプラント手術当日の準備と介助

1. 手術当日の流れ ……………………………………………… 50
2. 手術当日の患者説明 ………………………………………… 52
3. 器具・器材などの準備 ……………………………………… 54
4. 手術時手指消毒 ……………………………………………… 56
5. ガウン・グローブの装着 …………………………………… 58
6. 口腔内清掃および口腔外消毒 ……………………………… 60

第4章 インプラントの補綴処置

1. 補綴処置の流れ ……………………………………………… 64
2. インプラント上部構造の固定方式① セメント固定 …… 66
3. インプラント上部構造の固定方式② スクリュー固定 … 68
4. インプラント上部構造に用いられる材質 ………………… 70
5. インプラントの印象採得① 準備 …………………………… 72
6. インプラントの印象採得② オープントレー法 ………… 74
7. プロビジョナルレストレーション ………………………… 76
8. 確認用インデックス採得の流れ …………………………… 78
9. インプラント上部構造① フレームワークの試適 ……… 80
10. インプラント上部構造② 色調・形態の確認と咬合調整 … 82
11. インプラント上部構造③ 完成・装着 …………………… 84
12. アクセスホールの封鎖 …………………………………… 86

第5章 インプラントのメインテナンス

1. メインテナンスの流れ ——————————— 90
2. セルフケア ————————————————— 92
3. プロフェッショナルケア ————————— 94
4. 診査・診断用ツール ——————————— 96
5. 注意が必要な併発症① インプラント周囲疾患 ——— 98
6. 注意が必要な併発症② コンポーネントの緩み・破折 — 100
7. 注意が必要な併発症③ 上部構造の破折や脱離 ——— 102

第 1 章
インプラント治療の基礎知識

柏井伸子

インプラント治療の流れ
1回法と2回法

う蝕・歯周病・外傷などによって生じる天然歯の喪失に対して、機能性・審美性・社会性をリハビリテーションするための修復方法の一つとして、歯科用インプラントが用いられます。
その外科処置には、インプラント体が粘膜を貫通して口腔内に露出する1回法と、粘膜下に完全閉鎖される2回法があります。

Basic of Basic　基本事項の解説

インプラント治療における外科処置は、切開・剥離、ドリリング（埋入窩形成）、インプラント体埋入、封鎖スクリュー装着、縫合、圧迫止血という手順で行われます。

修復に際して機能性と審美性のどちらを重視するのかにより、インプラントのネック部が粘膜を貫通して口腔内に露出する1回法（図1）か、完全に粘膜下で閉鎖・縫合される2回法（図2）かを選択します。

歯の喪失原因が歯周病であるケースにおいて、メインテナンス期でのセルフケアおよびプロフェッショナルケアでの清掃性を重視する場合には、1回法が選択されます。また、顎骨吸収によって理想的な位置・角度で修復することが難しく、骨造成を必要とする場合には、2回法が選択されます。

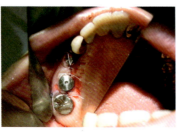

図❶　インプラント体が粘膜を貫通する1回法

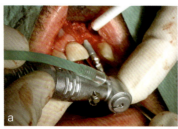
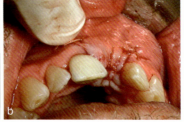

図❷a、b　2回法によるインプラント埋入。a：1回目の手術では、インプラント体を埋入し、骨と結合するまで待つ。b：2回目の手術前。インプラント体が粘膜で被覆されている

あなたの歯科医院でよく行うインプラント治療は、1回法？　2回法？

　1回法または2回法を選択する際には、患者さんからの審美性の要求度や部位が前歯部か臼歯部かという点に加え、部分欠損症例であれば、残存歯の状態も考慮します。あなたの歯科医院ではどちらの方法がよく選択されるのか、その理由も書いてみましょう。

補綴物の装着方法は、スクリュー固定？　セメント合着（仮着）？

　インプラント上部構造（最終補綴物）の装着方法には、セットスクリューによるスクリュー固定と、セメントによる合着（もしくは仮着セメントによる仮着）の2種類があります。あなたの歯科医院ではどちらの方法がよく選択されるのか、その理由も書いてみましょう。

　インプラント治療は、人工物であるインプラント体を体内に埋入し、それを支台にする天然歯喪失部位のリハビリテーションです。治療の長期的成功のためには、天然歯の喪失原因や患者さんの生活背景を詳細に把握し、口腔衛生に対する関心度をよりいっそう高める努力が必要です。
　また、外科処置が1回法か2回法か、骨造成が必要かどうか、さらに処置内容や上部構造の材料などによって、治療期間や費用が変わってきます。したがって、インプラント治療開始前の段階から、外科処置、そしてメインテナンスに至るまで、患者さんにつねに適切な情報を提供することを心がけましょう。

2 治療計画

担当医が欠損部位への修復方法を検討するにあたっては、
診査・診断用の資料を収集したうえで、治療計画が立案されます。
その際、患者さんの社会的状況や家族構成、生活習慣、
口腔衛生に対する関心度やセルフケアの習熟度についての情報を整理し、
より満足度の高い治療を目指します。

Basic of Basic　基本事項の解説

　インプラント治療は基本的には健康保険の適用外であるため、高額な治療費が必要となり、患者さんに大きな負担がかかります。確実に顎骨内へアプローチしてインプラント体を埋入し、補綴処置を完了するためには、口腔内の各部位における骨質・骨量・血管や神経の走行などの解剖学的特徴を把握しておかなければなりません。また、天然歯が残存している場合には、歯周疾患の罹患状態に加え、全身疾患や服薬に関しても十分に確認する必要があります。

　具体的にはスタディモデル（図1）やX線写真（図2）、口腔内スキャナーなどを用いて治療前の状態を記録し、治療後の状態をシミュレーションすることで、治療の安全確保に努めます。また、高血圧症や虚血性心疾患（狭心症・心筋梗塞）、糖尿病、骨粗鬆症などの既往歴・現病歴、それに伴う服薬については、患者さんにおくすり手帳（図3）や薬局からの説明書などを持参してもらい、確認します。

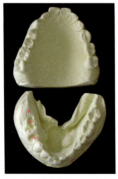

図❶　スタディモデル。現状の口腔内を再現し、咬合を確認できる

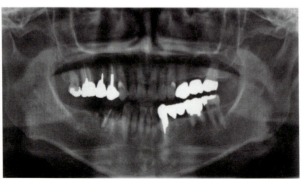

図❷　パノラマX線写真。全体の骨レベルを確認できる

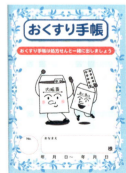

図❸　おくすり手帳などで、全身疾患およびそれに伴う服薬状況を忘れずに確認する

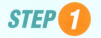

あなたの歯科医院で使用している診査・診断用ツールは？

どのようなツールをどのような目的で用いているのか、その理由も書いてみましょう。

あなたの歯科医院では、全身疾患や服薬状況をどのように確認している？

どのような資料をどのような手順で確認しているかを書いてみましょう。

POINT

　最近ではデジタル化が進み、CTデータとシミュレーションソフトを利用して解剖学的特徴を把握することにより、インプラント体の埋入位置・角度や上部構造の形態を検討し、より安全にインプラント治療を行えるようになりました。また、口腔内を画面上で再現できる口腔内スキャナーも普及し始め、アバットメントや最終上部構造まで作製できるようになっています。

　私たち歯科衛生士も医療従事者として、それらの機器の特性を理解したうえで適切に使用し、患者さんの負担を軽減したり、治療説明に利用したりしましょう。

3 適応症とその拡大方法

インプラント体は、失われた機能や審美を回復するための支台であり、
必ず骨内で上部構造を支えなければなりません。
インプラント治療は単独歯から全部欠損症例にまで適応されますが、
理想的な埋入位置や角度で修復するには、骨質・骨量の制約を受ける場合もあり、
さらなる適応症の拡大が求められてきました。

Basic of Basic　基本事項の解説

いまでこそ歯科予防大国といわれるスウェーデンですが、以前は全部欠損症例が多く、長期にわたる不適合な義歯の使用によって顎骨が萎縮し、患者さんたちを悩ませていました。

骨折治癒の研究者で整形外科医だった故・P-I Brånemark 博士は、チタン製観察器具が骨と結合すること（オッセオインテグレーション）を発見し、1965年にスウェーデンで初めてオッセオインテグレーションタイプのインプラントが人体に応用されました。

現在ではより多くの患者さんたちに応用できるように、骨移植（図1、2）やサイナスリフト（後述）などにより、インプラント体を受け入れる範囲（ホストサイト）を拡大する処置が併用されるようになりました。

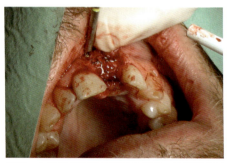

図❶　上顎前歯部の唇側骨の凹部へ骨移植を行い、チタンメッシュで固定

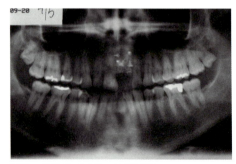

図❷　術後のパノラマX線写真

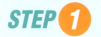

全身的な理由での適応・非適応の診断基準は？

高血圧症・心疾患・糖尿病・骨粗鬆症などの全身疾患が懸念される患者さんの場合、かかりつけ医に対診して服薬状態や症状がコントロールされているかどうかを確認します。あなたの歯科医院では、全身的な理由で適応・非適応をどのように診断しているのか、書いてみましょう。わからなければ、先輩や院長に聞いてみましょう。

局所的な理由での適応・非適応症の診断基準は？

骨質・骨量の問題や、現病として歯周病が改善されていないなどの理由により、患者さんが希望する処置を実施できない場合もあります。あなたの歯科医院では、局所的な理由で適応・非適応症をどのように診断しているのか、書いてみましょう。わからなければ、先輩や院長に聞いてみましょう。

　患者さんに「私はインプラント治療を受けられますか？」と聞かれた際、何を基準に治療の可否を判断するのか、ぜひ医院全体で考えをまとめておきましょう。
　まず気をつけたいのは、インプラント埋入手術が侵襲を伴う観血処置であることです。患者さんの体力や治癒力を考慮する必要があるため、年齢にかかわらず、重度の全身疾患を有している方には適応できません。直近の健康診断の結果やおくすり手帳を持参していただき、必要に応じてかかりつけ医に対診し、患者さんの状況を確認しましょう。

骨造成①
GBR

インプラント体は必ず骨内で固定されていなければなりません。しかし、解剖学的な制約により、理想的な埋入位置・角度が確保されない場合には、必要に応じて骨を作る「骨造成」という処置を行います。
そのひとつの方法として、メンブレン（膜）やチタンメッシュ（網）を用いた
GBR（Guided Bone Regeneration：骨再生誘導法）があります。

Basic of Basic　基本事項の解説

　元来、GTR（Guided Tissue Regeneration：組織再生誘導法）として、歯根膜由来細胞が歯根面へ誘導され、細胞セメント質を伴う結合組織性の新付着を獲得する手法を、骨の再生に応用すべく、GBRが汎用されるようになりました（図1、2）。

　骨欠損部では、骨よりも上皮や線維性組織の再生スピードのほうが速く、骨欠損部の表面に粘膜弁を戻してしまうと、骨が再生する前に線維性組織で被覆されてしまいます。

　そのため、体内で吸収されるアテロコラーゲン膜やポリテトラフルオロエチレンを加工したePTFE膜（expanded polytetrafluoroethylene membrane）を骨欠損部に設置し、スペースを確保するために、メンブレンやチタンメッシュが用いられます。

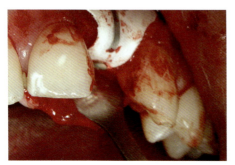

図❶　インプラント埋入部位に骨の裂開が生じたために骨移植を行い、メンブレンで被覆した症例

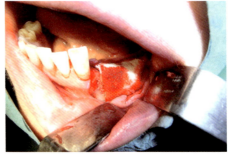

図❷　頬舌的幅径が狭く、自家骨とメンブレンで水平的骨造成を行った症例

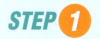

骨造成時にどのような補助的な材料を使用している？

骨造成には、移植材（後述）を留めておくための材料を用いることがあります。たとえば、メンブレン（吸収性または非吸収性）、チタンメッシュ、固定用ミニスクリューなどです。あなたの歯科医院ではどのような材料を多用するのか、その理由も書いてみましょう。

非吸収性メンブレンとチタンメッシュの選択基準は？

3次元的形態の創出や広範囲への応用で使用する非吸収性メンブレンやチタンメッシュは、取り出すための再手術が必要です。あなたの歯科医院ではどちらがよく選択されるのか、その理由も書いてみましょう。

> 　機能性・審美性およびセルフケアの清掃性などを考慮すると、現状の骨質や骨量だけでは不十分で、とくに上顎前歯部への水平的（頬舌方向）骨造成や下顎臼歯部への垂直的（上下方向）骨造成が必要になることがあります。
> 　治療期間中に縫合部が裂開してメンブレンやチタンメッシュが露出すると、感染源となります。したがって、手術後は義歯の使用を控え、露出したら消毒を行うというような、創面の安静と感染予防に注意が必要です。

5 骨造成② ソケットリフト

上顎臼歯部へインプラント治療を応用する際には、
上顎洞や副鼻腔という空洞への配慮が必要であり、
患者さんへの負担を軽減する「低侵襲」が求められます。
大きな切開や骨切削をせず、ドリリングで形成されたインプラントホールを
垂直的・水平的に拡大する骨造成法がソケットリフトです。

Basic of Basic　基本事項の解説

　インプラント体が完全に骨内に埋入されるためには、十分な骨量が必要です。しかし、上顎への適応時には歯槽頂から上顎洞や鼻腔までの高さが足りず、短いインプラント体すら埋入できない場合があります。
　その際は、歯槽頂へのアプローチとしてブロック骨を移植するオンレーグラフトか、インプラント体先端方向へのアプローチとしてソケットリフトを行います。
　ソケットリフトでは、インプラント体埋入のために形成されたインプラントホールにオステオトームと呼ばれる器具を挿入してマレットで槌打することにより、先端および側壁部分の骨を圧接しながら、ホールを拡大していきます（図1～3）。

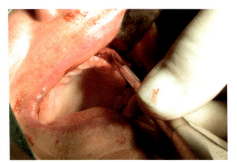

図❶　上顎臼歯部にオステオトームを使用した垂直的・水平的骨造成法（ソケットリフト）

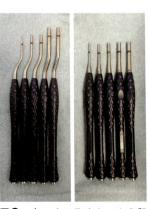

図❷　左：オステオトームの臼歯部用の（曲）、右：前歯部用の（直）

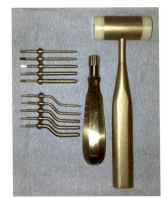

図❸　チップとハンドルがセパレートされたオステオトーム

ソケットリフトの適応症は？

ソケットリフトでは、母骨や塡入した移植材をオステオトームとマレットで槌打するため、患者さんには大きな衝撃が伝わります。その点について事前に説明し、納得していただく必要があります。ソケットリフトの適応症と、あなたの歯科医院ではどのような説明を行っているか書いてみましょう。

ソケットリフトで使用するオステオトームの種類は？

オステオトームには、ハンドルとチップが一体型になったもの（図2）と、別々になっていてステップバイステップで交換しながら使用するもの（図3）があります。あなたの歯科医院ではどちらをよく使用しているのか、その理由も書いてみましょう。

POINT

ソケットリフトの利点は、低侵襲で必要なスペースが確保されるという点ですが、広範囲な骨造成には適応しません。また、マレットで槌打するため、母骨があまりにも軟らかすぎたり、形成されたインプラントホールが上顎洞や鼻腔に近接していると穿孔の危険性があります。術前の準備ではオステオトームの先端（凹状のコンケイブと凸状のコンベックス、前歯用の直タイプと臼歯用の曲タイプ）を揃え、術中は槌打による衝撃に対する配慮が必要です。

6 骨造成③ サイナスリフト

上顎臼歯部にインプラント治療を行う際には、上顎洞の形態、歯槽頂から上顎洞底までの距離を精査して、適応するインプラント体を決定します。しかし、この距離がインプラント体の長さ以上に確保できない場合には、サイナスリフト（上顎洞底挙上術）を併用して「かさ上げ」する必要があります。

Basic of Basic　基本事項の解説

サイナスリフトによる上顎臼歯部へのインプラント治療では、CTデータやX線写真を用いて、解剖学的特徴、上顎洞の形態、歯槽頂から上顎洞底までの距離を十分に検討し、シュナイダー膜の穿孔やインプラント体の迷入などの併発症を防がなければなりません（図1、2）。万が一穿孔して感染が生じると、慢性上顎洞炎を引き起こしてしまい、消炎処置が必要となるため、術者のみならず介助者も感染管理を徹底します。

また、血腫・腫脹などの併発症についても、術前に明確にリスクを説明し、患者さんの理解を得ておくことが重要です。術後感染を予防するために、「鼻を強くかまない」、「できるかぎりクシャミをしない」、「処方された抗菌薬を必ず服用する」などを指導します。

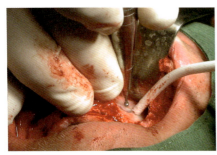

図❶　頬側からのアプローチでラテラルウインドウ形成（側方の骨壁を開窓）を行う

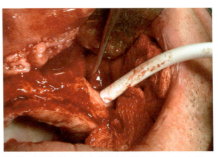

図❷　開窓部から上顎洞内壁とシュナイダー膜を剥離・分離する

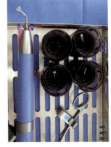

図❸　バーではなく、超音波により骨を削合する外科用機器

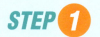

サイナスリフトの適応症は？

サイナスリフトにおける最も深刻な問題は術後感染で、排膿が続くと耳鼻咽喉科での治療が必要となります。副鼻腔炎（蓄膿症）の既往歴について、事前の確認が重要です。サイナスリフトを適応する症例と、その際の注意点も書いてみましょう。

サイナスリフトに使用する機器は？

低速モーターでハンドピースとバーを併用して開窓するほかに、シュナイダー膜などの軟組織には影響を与えない、超音波を利用した機器（**図3**）を用いることもあります。あなたの歯科医院で使用している機器を書いてみましょう。

POINT

患者さんによっては、上顎洞がドームのような1つの空間になっておらず、陸上競技で使用されるハードルのような形で骨が立ち上がっていたり、空間を2つや3つに分割する「隔壁」と呼ばれる部分が存在することがあります。そのような場合には、一つ一つの空間に対してアプローチし、術前だけでなく術中もCTデータを十分に活用します。

7 骨補塡材
（自家骨、他）

骨造成に際しては、担当医が診断に基づいて
骨補塡材の種類や量を選択し、治療計画を立案します。
骨補塡材には、自家骨・他家骨・異種骨・代用骨があり、
材料の特性や必要量などを考慮し、患者さんの理解を得たうえで選択します。

Basic of Basic　基本事項の解説

　骨造成に使用される骨補塡材には、患者さん自身の骨である「自家骨（**図1、2**）」、他者の骨である「他家骨」、動物の骨をセラミック化した「異種骨」、そしてハイドロキシアパタイト・β型リン酸三カルシウム・α型リン酸三カルシウムなどの「代用骨」があります。**表1**に示すとおり、残留した骨補塡材から新生骨が形成される「骨形成能」は自家骨にのみ認められ、骨を形成する細胞を誘導して骨添加させる「骨誘導能」は自家骨と他家骨に、骨を形成するための足場を提供する「骨伝導能」は自家骨・他家骨・異種骨・代用骨にあると考えられています。自家骨以外の材料は、安全性や自家骨に置換するスピードを考慮して選択します。

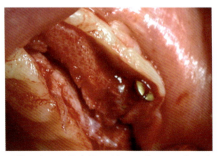

図❶　大きな骨欠損に対し、ブロック状の自家骨を移植し、スクリューで固定

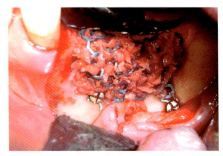

図❷　水平方向への骨造成。粉砕した自家骨を塡入し、チタンメッシュで固定

表❶　骨補塡材の種類と働き

	骨形成能	骨誘導能	骨伝導能
自家骨	○	○	○
他家骨	×	○	○
異種骨	×	×	○
代用骨	×	×	○

STEP 1

骨補塡材の選択基準は？

あなたの歯科医院で使用している骨補塡材と、その選択基準を書いてみましょう。

STEP 2

骨補塡材使用時には、どのような説明が必要？

骨補塡材の使用時には、使用目的および使用材料とその特性、侵襲性と安全性、術野の安静などの術後の注意点を患者さんに説明し、十分に理解いただいたうえで使用します。あなたの歯科医院ではどのような説明を行っているのか、書いてみましょう。

POINT

骨補塡材の第一選択肢は、安全性が保証されている自家骨です。しかし、インプラント埋入部位以外の下顎枝（下顎骨の歯列遠心部）やオトガイ部から骨採取を行うため侵襲を伴うほか、感染や血腫・紫斑・腫脹などを併発する可能性もあります。そのため、できるかぎり低侵襲に治療を行うべく、異種骨を塡入する場合もあります。ウシなどの動物の骨を用いる異種骨は、かつては感染性物質であるプリオンの混入が懸念されていました。しかし、現在では長時間の高温加熱処理およびアルカリ液による処理で安全性が確保されたため、広く使用されています。

8 ソフトティッシュマネジメント

審美性を回復するためには、上部構造のマージンとインプラント周囲組織が
フィットし、軟組織が健全な色・形態で再現されなければなりません。
また、メインテナンス期でも安定した状態が保たれなければならず、
簡便で確実なセルフケアの継続が可能な形態や、角化状態が必要になります。

Basic of Basic　基本事項の解説

　ソフトティッシュマネジメントは、審美性回復のために軟組織を移植したり、逆に切除したりして、粘膜を整形する処置です（**図1～3**）。軟組織は硬組織である骨に裏打ちされ支えられていなければ生着せず、長期的な維持は困難です。そのため、X線写真やCTデータ、スタディモデルなどの診断用ツールを活用して診査・診断し、治療計画が立案されます。

　また、審美性回復に関しては、主観的な部分が非常に大きいため、患者さんとのコミュニケーションが重要です。診断用ワックスアップなどを活用しながら、患者さんの要求や希望を確認し、治療計画に納得していただいてから着手しなければ、信頼を損なうおそれがあります。

　さらに、一時的に色・形態・ボリュームが回復しても、時間の経過とともに退縮したり消失しては、患者さんの満足度を維持できません。それらを防ぐためには、セルフケアによるオーバーブラッシングに注意が必要です。

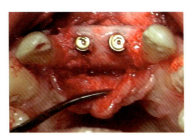

図❶　審美性の回復には、上顎前歯部唇側にボリュームアップが必要

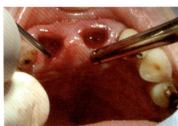

図❷　低侵襲処置のために切開線を入れないフラップレス症例

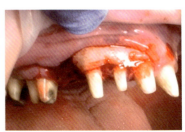

図❸　口蓋からの結合組織採取により、ボリュームアップが必要な症例

ソフトティッシュマネジメントの適応症は？

あなたの歯科医院では、どのような症例に対してソフトティッシュマネジメントを行いますか？ 術前の患者説明のポイントも書いておきましょう。

ソフトティッシュマネジメント後の注意点は？

一時的に色・形態・ボリュームが回復しても、時間の経過とともに退縮したり消失しては、患者さんの満足度を維持できません。処置後にどのようなことに注意すべきか書いてみましょう。

　ソフトティッシュマネジメントで最も重要なのは、患者さんの要求や希望を的確に把握することです。術前に十分なコミュニケーションの時間をとり、ラポール（信頼関係）を構築しましょう。また、カウンセリングを行う際は、患者さんと医療関係者が1対1ではなく、必ず複数の人員で対応し、面談内容を記録して最後に互いに確認し合います。術前・術後の写真やスタディモデルなどは、客観的データとして保管を徹底します。

9 インプラント体埋入手術直後の患者説明・注意点

インプラント体埋入手術後は、ロールガーゼによる圧迫止血を行います。しかし、圧迫が不十分な場合には手術部位からの後出血や、内出血による顔面の腫脹・紫斑・血腫などの偶発症を引き起こす危険性があるため、抗菌薬や鎮痛薬が処方されます。
また、患者には後出血時の対応、食事・口腔衛生・服薬に対する指導を行い、注意事項の説明書を渡します。

Basic of Basic　基本事項の解説

インプラント体埋入手術は、粘膜を切開し、骨を露出させて切削し、人工物を骨内に埋入する観血処置です。本来無菌である骨膜下組織に対してアプローチするため、術後感染の予防が必要です。また、確実なオッセオインテグレーション獲得のため、負荷をコントロールする目的で、暫間補綴物（既存の義歯やプロビジョナルレストレーション）の調整を行います。

注意事項としては、飲食・運動・ブラッシングなど、抜歯時と同じ内容に加え、骨造成を併用した場合には、使用材料が切開線から露出してこないように注意していてほしいことや、露出した際には早急に連絡するよう伝え、説明書を渡します（図1）。

術後の患者さんは、帰宅後の痛みと止血に関して不安を抱えています。痛みには鎮痛薬、止血には滅菌ガーゼと生理食塩水の使い方を説明し、できる限りうがいは控えるよう指導します（図2）。

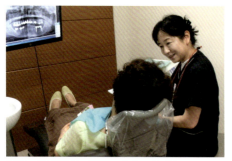

図❶ 注意事項の説明。自宅でも確認できるように、説明書は持ち帰ってもらう

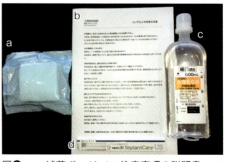

図❷ a：滅菌ガーゼ、b：注意事項の説明書、c：うがい用生理食塩水、d：やわらかめの歯ブラシ

術後に伝えるべき注意事項は？

あなたの歯科医院では、インプラント体埋入手術直後にどのような患者説明を行っていますか？ あらかじめ注意事項の説明書に目を通し、ポイントをまとめて書いておきましょう。

口腔衛生や食事に関して、どのように指導する？

たとえば、手術当日はブラッシングにより頬粘膜が緊張すると術野の縫合部分が開創する危険があるため、生理食塩水でうがいだけを行うよう指導します。また、アルコールや刺激物の摂取は控えるよう伝えます。口腔衛生や食事に関して、他にどのような指導が必要か書いてみましょう。

POINT

単独歯症例と全部欠損症例では適応範囲の大きさが異なりますが、注意事項は変わりません。抜歯に準じた内容に加え、「手術部位に過度な負荷が加わらないようにできる限り義歯の使用を控える」、「気になっても舌や指で触らない」ことなどを注意します。また、薬物摂取に否定的な患者さんは、処方された抗菌薬を服用しない場合もあります。抗菌薬は感染予防に必要であること、適切な期間・量で使用すれば薬剤耐性などの問題はないことを説明します。

インプラント体など各部名称

インプラント治療は、インプラント体（フィクスチャー）を骨内に埋入し、その上に支台（アバットメント）をアバットメントスクリューにて連結します。埋入後は、印象採得・咬合採得、上部構造の試適・装着、咬合調整を行い、最終補綴物はスクリュー固定またはセメント固定によって装着します。

Basic of Basic　基本事項の解説

インプラント治療にはフェイルセーフ（失敗しても安全）という多重安全システムが要求され、何か問題が発生した場合の対応策を用意しておく必要があります。インプラント体自体がスクリューの形状で、アバットメントスクリューがアバットメントを貫通してインプラント体と連結し、上部構造を補綴用スクリューで固定した場合、最も破折したり緩んだりしやすいのが補綴用スクリューです。したがって、問題発生時にはまず補綴用スクリューにダメージが生じ、オッセオインテグレーションしているインプラント体に影響が及びにくくするように守ることができるのです。

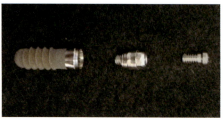

図❶　1回法のインプラント構造。左から、インプラント体・アバットメント・アバットメントスクリュー

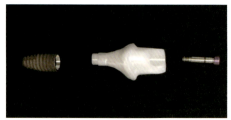

図❷　2回法のインプラント構造。左から、インプラント体・アバットメント・アバットメントスクリュー

補綴物装着方法の選択基準は？

あなたの歯科医院では、どのような基準で装着方法（スクリュー固定とセメント固定）を選択しているのか、書いてみましょう。

アバットメントの選択基準は？

アバットメントは、メーカーの既製品から選択する方法と、審美性などを追求するため、CAD/CAM を利用して患者さんごとにカスタムメイドで作製する方法があります。あなたの歯科医院ではどのような基準でアバットメントを選択しているのか、書いてみましょう。

インプラント治療では、前述のフェイルセーフ以外にもフールプルーフ（失敗できないシステム）やタンパープルーフ（故意に失敗しても安全）が満たされていなければ、安全性が確保されません。また、機能性や審美性を回復することで、友人たちと外食を楽しんだり地域活動をしたりと、社会性も回復できます。しかしながら、健康保険適用外で高額な治療費が必要となることから、より長期的な安定を確保できるシステムの選択が必要となります。

11 インプラントと天然歯の違い

インプラント体が長期的にオッセオインテグレーションを維持して
機能し続けるためには、インプラント体が人工歯根と呼ばれるように、
天然歯とは解剖学的に異なることを認識する必要があります。
最も大きな違いは、「歯根膜の有無」と「コラーゲン線維の走行方向」です。

Basic of Basic　基本事項の解説

　天然歯には歯根膜があり、歯根と歯槽骨を繋いで、負荷に対抗するためのクッションの役割を果たしています。一方、インプラントには歯根膜が存在しないので、天然歯に比べて大きな負荷がかかることがあり、注意が必要です（図1）。また、天然歯のセメント-エナメル境部分では、リング状のコラーゲン線維が歯肉を歯根に向かって引きつけて付着が維持されていますが、インプラントではコラーゲン線維が歯槽骨の表面から放射状に走行しており、周囲粘膜の付着が緩いという特徴があります。つまり、インプラントが深い位置に埋入されている場合には、最初からポケットとして空隙を生じることになり、インプラント体ネック部が骨縁下に位置していることが重要です（図2）。

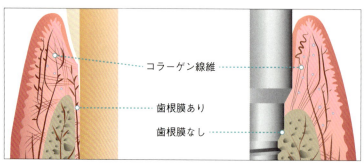

図❶　解剖学的特徴からみる天然歯とインプラント周囲組織の違い

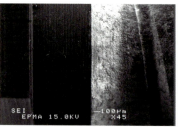
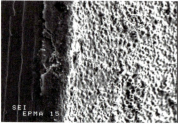

図❷　インプラント体ネック部の電子顕微鏡像。左：45倍、右：400倍。オッセオインテグレーションの早期獲得のため、表面を粗面にして骨との接触面積を増やしている

歯根膜がないことによる負荷をどのように軽減する？

インプラントには歯根膜がないため、どのような方法で負荷を分散できるか、書いてみましょう。

コラーゲン線維の走行方向から、どのようなことに注意が必要？

埋入位置の深さにかかわらず、インプラントの周囲粘膜はアバットメントもしくは上部構造に寄り添うように付着しているだけで、容易に口腔内と交通する可能性があります。それによってどのようなことに注意が必要か、書いてみましょう。

　インプラント治療が難しい点の1つに、補綴治療が終了した段階が最も良好な状態であり、以降はそれを維持するか悪化（劣化）させるかのどちらかであることが挙げられます。健全な状態を維持するためには定期的なメインテナンスが欠かせず、なかでも歯周病原細菌への感染には細心の注意を払わなければなりません。

　高額な治療費と長期の治療期間を必要とするインプラント治療ですが、健全に維持することで患者さんの社会性を回復し、Quality of Life（QOL）向上に大きく貢献できます。

参考文献

1) 日本口腔インプラント学会（編）：口腔インプラント治療指針2016. 医歯薬出版, 東京, 2016.
2) 日本口腔インプラント学会（編）：口腔インプラント学学術用語集 第3版. 医歯薬出版, 東京, 2014.
3) 日本歯周病学会（編）：歯周病患者におけるインプラント治療の指針. 医歯薬出版, 東京, 2009.
4) 日本歯周病学会（編）：歯周治療の指針2015. 医歯薬出版, 東京, 2016.
5) 日本歯周病学会（編）：歯周病学用語集 第2版. 医歯薬出版, 東京, 2013.
6) 矢島安朝, 中川洋一：インプラントのトラブルシューティング. 永末書店, 京都, 2009.
7) 和泉雄一, 児玉利朗, 松井孝道：新 インプラント周囲炎へのアプローチ. 永末書店, 京都, 2010.

第2章
インプラント治療の前準備

入江悦子

1 口腔内環境の把握

インプラント治療を成功させるためには、
まず術前に患者さんの口腔内環境を把握することが必要です。
それからインプラント治療における局所的リスクファクター（危険因子）を
減らすことが、治療の成功へと繋がっていきます。

Basic of Basic　基本事項の解説

- 口腔衛生状態が良好でなければ、インプラントの長期的維持は困難です。
- インプラント治療において歯科衛生士が最も大きくかかわるのは、口腔衛生維持や歯周治療における処置です。
- わが国における歯の喪失原因の大半をう蝕や歯周病が占めています。患者さんには歯の喪失原因について説明し、そのリスクに対する理解を得た後、インプラント治療の説明に入るようにしましょう。
- インプラント治療前には徹底したプラークコントロールが必須です。
- インプラント治療前にセルフケアの重要性の意識づけが重要であり、プラークコントロールを確立しなければならないことを説明します。具体的には、オレリーのプラークコントロールレコード（PCR）値が20％以下になるように指導を行います。
- 歯周組織精密検査において、プロービングポケットデプス（PPD）、プロービング時の出血（BOP）や排膿、根分岐部病変の有無、歯の動揺度などを検査し、PCRを含めてチャートの作成を行って、デンタルX線写真や口腔内写真を撮影・管理します。
- 歯周病の患者さんには、インプラント治療前に歯周治療を行い、確実に病状を安定させておくことが必要です。
- 残存歯や暫間補綴などの治療も行い、口腔内環境を整えておく必要があります。

STEP 1 どのようにして、患者さんと信頼関係を築いている？

プラークコントロールを確立する秘訣は、患者さんとのコミュニケーションです。患者さんが信頼できる雰囲気をどのように作っているかを記入しましょう。

STEP 2 インプラント治療前にどのような説明を行っている？

インプラント治療に入る前に説明している内容を書き出してみましょう。

POINT

インプラント治療を検討している部位の歯の喪失原因が、う蝕なのか、歯周病なのか、外傷なのか、まずは原因を知ることが重要です。とくにう蝕や歯周病は、プラークという起炎物質による感染が原因となります。その対応には、徹底したプラークコントロールの確立と歯周治療が必要です。まずは患者さんに口腔内環境を改善する必要性を理解してもらい、高いモチベーションで治療への参加を促すような患者教育を行いましょう。

COLUMN

傾聴の大切さ

私が新人のころの話です。TBI中に、顎模型と歯ブラシを見ないで目を閉じたまま、ただ頷くだけの患者さんがいました。

「私が一生懸命指導しているのに、この患者さんはどうして言うことを聞いてくれないの？」と心のなかで責めることがありました。いま振り返ると、私が患者さんからの信頼を得られていなかったことが原因でした。

患者さんと打ち解けるには、まずは明るく元気に挨拶と自己紹介をして、患者さんの現状や問題によく耳を傾けることが大切です。

2 全身状態の把握
（服用薬の有無）

インプラント治療を希望する患者さんのなかには高齢者も多く、
全身疾患を有する割合も高くなります。
まずは問診票を記入していただき、
既往歴や現病歴、生活習慣などを聴取し、最近の健康診断の結果、
またはおくすり手帳などを持参していただきましょう。

Basic of Basic　基本事項の解説

- インプラント治療は観血処置を伴うため、事前に適切な診査を行うことが安全な治療への第一歩です。
- 血圧、体温、脈拍などのバイタルサインの測定や血液検査、心電図、骨密度などの臨床検査を行い、必要に応じて医科主治医との連携も行います。
- インプラント治療の適応症と禁忌症を理解しておく必要があります。
- 重度の糖尿病やコントロールされていない高血圧症、心筋梗塞の発症から6ヵ月以内の患者さんはリスクが高くなります。
- 抗凝固薬（ワーファリンなど）、抗血小板薬（バイアスピリンなど）、骨粗鬆症ではビスフォスフォネート製剤などの服用者には、十分な注意が必要です。必ず医科主治医に対診し、投薬について相談しましょう。
- 病状の改善が望めない疾患を有する重度の心臓病や先天性血液凝固因子欠乏症、腎透析患者、末期の悪性腫瘍患者、精神的・心理的に問題がある場合などは、インプラント治療の絶対的禁忌症に該当します。
- その他の必要事項は「口腔インプラント治療指針2016」［日本口腔インプラント学会（編）］を参考にしてください。

STEP 1
医療面接での情報収集は、どのように行っている？

高齢者は複数の疾患を有する場合も少なくありません。全身状態に問題があれば、手術時、大きなトラブルに繋がるリスクがあるため、術前に詳細を把握しておく必要があります。下記事項の確認とそれら以外に把握すべきことを書き足しましょう。

- ☐ 糖尿病
- ☐ 高血圧
- ☐ 脳血管障害
- ☐ 心疾患
- ☐ 腎疾患
- ☐ 骨粗鬆症
- ☐ 肝疾患
- ☐ 気管支喘息
- ☐ アレルギー
- ☐ 医科担当病院連絡先
- ☐
- ☐
- ☐
- ☐

STEP 2
喫煙者にはどのような禁煙指導を行う？

初診時に、喫煙の有無や喫煙歴を確認しましょう。喫煙は末梢血管障害や免疫障害を起こすリスクファクターとなり、オッセオインテグレーションの獲得および維持に悪影響を及ぼします。下記事項の確認とそれら以外に把握すべきことを書き足しましょう。

- ☐ 喫煙の有無
- ☐ 喫煙歴
- ☐ 喫煙者はインプラント治療の成功率が低いことの説明
- ☐
- ☐
- ☐

POINT

医療面接を行う際、意思の疎通が難しい場合があります。とくに高齢者の患者さんにその傾向がみられますが、みなさんはどのように対応していますか？

当院では、患者さんのご家族にも同席していただいて医療面接を行い、治療への理解を得るために要点をまとめた書類を渡し、コピーをとって保管しています。

COLUMN

事前検査によるトラブル回避

ある日、いままでに大きな病気もなく、健康診断も受けたことがないという専業主婦の患者さんが、インプラント治療を希望されて来院しました。当院で血液検査をしたところ、B型肝炎陽性であることが判明しました。歯科医師より報告を受けてご本人は驚いていましたが、病気がわかって内科受診のきっかけとなり、感謝されました。このように、事前の検査はとても重要であり、大きな治療トラブルへの回避になることを学びました。

3 患者説明

担当歯はインプラント治療に際し、手術方法や使用する薬剤、麻酔方法、手術におけるリスク、補綴処置とメインテナンス内容、治療費などをわかりやすく説明し、患者さんが理解、納得、同意するためのインフォームド・コンセントが不可欠です。また、治療のステップごとの説明書と同意書を作成しておく必要があります。

Basic of Basic　基本事項の解説

- 患者さんとの間で起こるトラブルの多くは、不十分なインフォームド・コンセントが原因であることが多いようです。口頭での説明だけでは、インプラント治療について十分に理解していただけないおそれがあります。写真や説明用ツールなどを有効に活用して、理解しやすい説明に努めることも重要です。
- 治療のステップごとに説明書と同意書を作成する必要があります（図1、2）。説明する際は、マスクを外して患者さんの目を見て、はっきりとした言葉でわかりやすく伝えましょう。
- 高齢者は聴力が低下している場合もあり、十分に説明が伝わるような配慮が必要です。

図❶　説明確認書

図❷　手術前同意書

治療費の説明をどのように行っている？

原則として、インプラント治療には健康保険が適用されず、自費診療となります。当院ではトラブルを避けるためにも、料金表・見積書・契約書を作成し、明示しています。あなたの歯科医院では治療費についてどのような説明を行っているか、使用する資料やツールなども含めて書き出してみましょう。

スタッフ間での説明に違いはない？

担当医から説明を受けても不安や疑問が残る患者さんは、歯科衛生士をはじめとするスタッフに質問されることがあります。とくに歯科衛生士はインプラント治療に関する正しい知識を習得し、わからないことや曖昧なことは担当医に確認して、院内で同じ説明ができるように、よくある質問とその回答のポイントをまとめておきましょう。

> 患者さんから頻繁に尋ねられる質問をまとめ、院内勉強会でＱ＆Ａの一覧表を作成しておけば、説明に違いが生じることを避けられます。スタッフ全員が共通の認識をもって回答することで、患者さんの不安や疑問を解消できます。また、定期的に症例検討会や、外部研修に参加してその報告会などを行うことにより、院内で知識と情報の共有を図ることができます。

4 洗浄・消毒・滅菌

消毒は「病原体のみを殺菌、あるいは病原体を減弱させ、
感染力をなくすこと」と定義されます。
また、滅菌は「芽胞を含むすべての微生物を殺滅し、無菌状態にすること」と定義されます。
当然ながら、インプラント治療には、滅菌された器具・器材を使用します。

[参考文献：全国歯科衛生士教育協議会（監）；歯科衛生士教本
顎・口腔粘膜疾患 口腔外科・歯科麻酔. 医歯薬出版, 東京, 2011.]

Basic of Basic　基本事項の解説

インプラント埋入手術では、感染予防のために、清潔な環境を整えることが最も重要です（図1）。医療機器などの消毒や滅菌方法の判断基準として、スポルディングの分類（表1）があります。インプラント治療は無菌な骨内にインプラント体を埋入するため、使用器材は「クリティカル」に相当し、滅菌されていなければなりません。

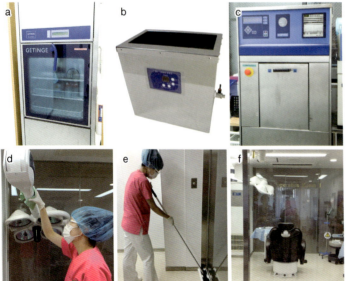

a：ウォッシャーディスインフェクター（WD）。洗浄、消毒、乾燥までの工程を行う。温熱水による高レベル消毒により肝炎ウイルスを不活化する
b：超音波洗浄器。酵素系洗剤を併用し、15分間洗浄する。用手洗浄では、ブラッシング前に20分間浸漬する
c：ヨーロッパ基準に準拠したクラスB滅菌器。滅菌インジケーターも使用すること
d：手術室の清掃を行うスタッフは清潔なマスク、ゴーグル、グローブ、キャップを着用し、清潔なクロスを用いて高い場所から低い場所に向かって拭き、清拭後の無影灯は埃がたまりにくいように、垂直に格納する
e：床は清潔なモップを用いて出入口から遠い場所より出入口へと一方向に拭き進め、1ヵ所を往復しないように注意して清拭する
f：準備後、清潔に保つために患者誘導まで、必要以上に出入りしないようにする。観血処置後、血液が付着している場合には、0.5％の次亜塩素酸ナトリウムで拭き取り、温湯で清拭する

図❶ a〜f インプラント手術時に必要な洗浄・消毒・滅菌の器材と清掃方法など

器具・器材は適切に処理されている？

使用後の器具・器材は適切な処理（洗浄、消毒または滅菌、保管）を行わなければなりません。あなたの歯科医院での処理手順を、器具・器材ごとに書き出してみましょう。

個室以外で手術をする場合は、どのような準備が必要？

不要なものは排除して、他のユニットからの飛沫や粉塵を避けるために、アポイントを調整しましょう。あなたの歯科医院ではどのような準備を行っているのか、書き出してみましょう。

表❶　スポルディングの分類［山口千緒里（著）：いますぐはじめる！やさしい感染管理．小宮山彌太郎（監），デンタルダイヤモンド社，東京，2016より引用改変］

分類	定義	処置
クリティカル	通常無菌の組織や血管に挿入されるもの	・滅菌
セミクリティカル	損傷のない粘膜および創のある皮膚に接触するもの	・高水準消毒　WDの使用を推奨　＊歯科器材の場合、WD未使用時に高圧蒸気滅菌が望ましい ・中水準消毒
ノンクリティカル	損傷のない皮膚と接触するもの	・洗浄（低水準消毒）

　当院は以前、薬剤を使用してユニット周囲や器具台、機械類、床などを消毒していましたが、環境からの感染のリスクは低いことから、いまでは清潔なクロスやモップを用いて温湯で拭掃を行っています。

　使用済み器材の処理では、確実に洗浄して感染リスクを低減してから次の工程に進めることが重要です。

5 清潔域と不潔域

観血処置においては、清潔域・不潔域を明確にして準備・介助を行います。
清潔域とは、滅菌済み器材と滅菌ガウンや覆布でドレーピング（次項参照）
された領域のことで、滅菌ガウン・滅菌グローブを装着した術者や
介助者が触れることのできる場所と器材を意味します。
不潔域とは、清潔域以外のすべての部分を指します。

Basic of Basic　基本事項の解説

- 骨膜下組織は無菌状態ですので、インプラント手術を行う際は他人のタンパク質・微生物などの汚染物質をもち込まないことが重要です。そのためにも、清潔域と不潔域を混同しないように徹底したルールを守らなければなりません。
- 滅菌覆布でカバーされたところは清潔域で、それ以外のところは不潔域です（図1）。
- 清潔域と不潔域の明確な区域分けがされていなければ、汚染が拡大してしまうため、全員で共通認識をもつことが重要です。

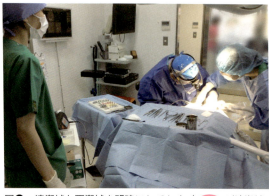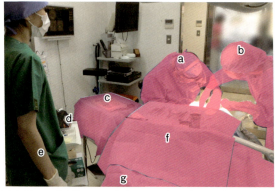

図❶　清潔域と不潔域を明確にしておく（　　　が清潔域、それ以外は不潔域）。a：術者、b：直接（清潔域）介助者、c：サージカルセット、d：エンジン、e：間接（不潔域）介助者、f：器具台、g：患者覆布

観血処置の際、清潔域と不潔域を明確にしている？

観血処置においては清潔域と不潔域を明確にしておく必要があります。その理由を書き出してみましょう。

スタッフのポジショニングと役割を理解できている？

清潔域と不潔域の介助者の役割を十分に習得できていますか？ それぞれの役割を書き出してみましょう。

当院では、以下のように清潔域と不潔域介助者の業務分担を徹底し、確実に実行することで、患者さんや自分たちを感染から守っています。

- **清潔域介助者の役割** ⇨ 注水・吸引や粘膜・舌の排除などの手術介助、術者との器具の受け渡し、手術器材の管理、不潔域介助者との連携など
- **不潔域介助者の役割** ⇨ 手術全体の進行状況の把握や全身状態のチェック・モニタリング、手術器材の管理、滅菌バッグの開封、インプラントモーター管理、外部との連絡、パソコン操作、写真撮影など

6 ドレーピング

ドレーピングとは、手術の際、清潔域を確保するために
滅菌済みの覆布（ドレープ）で覆って感染を防ぐことです。
ドレーピングによって、術野を明確にすることができます。

Basic of Basic　基本事項の解説

　以前は手術用ガウンや覆布には布素材が使用されていて、付着した汚染物の処理方法が難しく、液体浸透性も高いという問題がありました。現在はバリア性の高いディスポーザブル不織布を使用することで、汚染物との接触を抑え、感染防止や医療の安全性が高められています（図1〜3）。

　手術用滅菌ガウンや覆布に求められる条件は、撥水性やバクテリア防御、低リント、吸水性、血液や体液などの防御、滅菌状態の保持が挙げられます。2時間を超える手術の場合は、より滅菌効果の高いフルドレープ（つま先まで覆われる状態）が必要です。

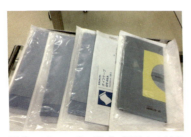

図❶　ディスポーザブル不織布の滅菌覆布の一例

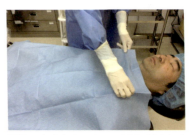

図❷　患者さんの上に、覆布を肩までかける

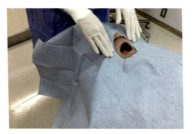

図❸　最大開口位を確保して穴あきの位置を合わせ、術中にずれないように粘着シールを貼る

ドレーピングの手順は？

ドレーピングを施す際、どのような手順で行うのかを書き出してみましょう。

使用している手術用ガウンや覆布の材質は何？

手術用ガウンや覆布は、感染防止や安全性の高いものを使用していますか？ 材質などを確認し、わからない場合は院長や先輩に聞いて書き出してみましょう。

POINT

　手術時に使用する医療用不織布はバリア性が高く、これを用いることにより、血液との接触を抑えて感染を防止し、清潔な状態で手術を円滑に進めることができます。患者さんには覆布で顔面を覆い、術野のみを露出して手術を行うことを、事前に説明しておきましょう。

　また、感染のおそれがあるため、不織布などのディスポーザブル製品は決して再使用しないでください。

COLUMN

ディスポーザブル不織布の利点

　以前は布素材の覆布を使用していましたが、血液付着後の洗濯・包装・滅菌という処理に労力を費やすことが問題でした。しかし、ディスポーザブルの不織布ガウン・覆布に替えたところ、コスト削減にもなり、廃棄は医療廃棄物の専門業者へ委託することで、問題が解決しました。

7 術中介助
（モニタリング・器械出し）

術中介助は術者の他、清潔域の手術介助者と器具出し介助者、
不潔域の間接介助者などで行います。
いずれの役割でも、患者さんの様子など全体にわたって気を配り、
術者が手術に専念できるように心がけます。

Basic of Basic　基本事項の解説

- ◎ 清潔域の手術介助者が器具出しを兼務する場合もあります。
- ◎ 手術介助者は、患者さんの不安を取り除くためにも適度に声がけを行い、血圧や脈拍などのバイタルサインにも気を配りましょう（図1～3）。
- ◎ 手術介助者は、術者とともに手術部位やインプラント体の直径・長さを確認し、術野を確保するために粘膜骨膜弁を排除したり、ドリリング時には骨の熱傷を防ぐために生理食塩水による十分な冷却を行ったりします。
- ◎ 器具出し介助者は、術者が扱いやすいように器具台上の器具を整理し（図4）、手術の流れを見ながら手渡します。
- ◎ 器具出し介助者は、次に使用する器具を把持し、その次に必要な器具は何か、つねに先を読みながら用意します。

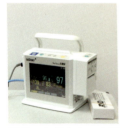

図❶　患者さんの血圧変動や血中酸素飽和度などのバイタルサインには、つねに気を配る

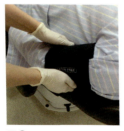

図❷　マンシェットは上腕に指が1、2本入る程度のきつさで巻きつける。患者さんには、一定の間隔で腕が締めつけられることを伝える

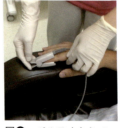

図❸　パルスオキシメーターは、赤色の発光側をマンシェットと反対側の人差し指の爪に垂直に当て、装着する

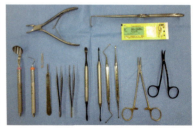

図❹　手術に必要な器具は術者への受け渡しが迅速に行えるよう、使用する順番を考慮して並べる

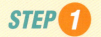

術中介助で注意すべき点は？

役割ごとに注意すべき点を書き出してみましょう。

血圧や脈拍、血中酸素飽和度を理解している？

それぞれの基準値と何を意味するのかを記入してください。わからない場合は、先輩や院長に聞いてみましょう。

- ☐ 血圧

- ☐ 脈拍

- ☐ 血中酸素飽和度

POINT

　器具に付着した血液は、凝固する前に滅菌精製水で湿らせたガーゼで拭き取ります。生理食塩水で拭き取っただけの状態では、血中の塩分に加えて、器具表面の塩分濃度が高まり、器具の腐蝕や劣化を生じやすくなるので注意しましょう。また、術者に鋭利な器具を渡す際はニュートラルゾーン（中立帯）を設けて間接的に行い、他の器具は把持するほうを術者に向けて手渡します。
　骨は1分間にわたって47℃以上になると火傷によって骨壊死を起こしてしまい、オッセオインテグレーションが獲得できない危険性があるため、ドリリング時には介助者が十分な冷却水で注水を行う必要があります。

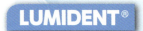

第3章
インプラント手術当日の準備と介助

入江悦子

手術当日の流れ

患者さんが来院したら、当日の体調を聴き取って担当医に伝え、
手術が可能かどうかの判断を仰ぎます。手術決定後、
介助者はそれぞれの役割分担を確認しながら準備を進めます。
手術がミスなくスムーズに運ぶよう、チーム全員で協力し合いましょう。

Basic of Basic 基本事項の解説

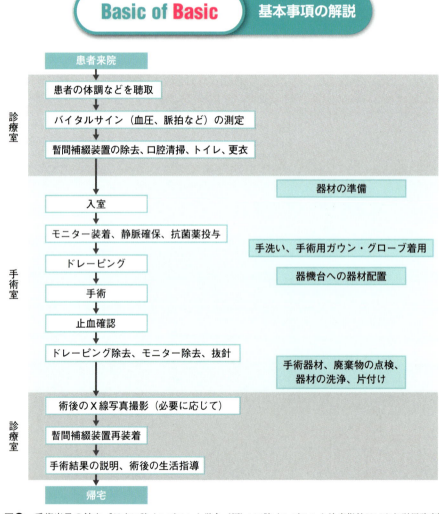

図❶ 手術当日の流れ［日本口腔インプラント学会（編）：口腔インプラント治療指針2016より引用改変］

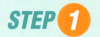
手術当日の役割分担と手順は？

スタッフ個々の役割分担とタイムスケジュールを決め、患者さんの来院から術後説明まで手際よく対応し、術後は安全を確認してから帰宅していただけるように、手順を書き出してみましょう。

緊急事態発生時の対応は？

インプラント手術は侵襲を伴う観血処置です。緊急時にどのような対応を行うのか、確認して書き留めておきましょう。また、緊急時に備えて、必要な薬剤や器材、酸素吸入器を迅速に用意できるように、スタッフ全員でどのようなトレーニングを行うべきか、話し合ってみましょう。

　手術を受ける患者さんは、不安でいっぱいです。手術当日はバイタルサインや体調、常用薬剤の服用または休薬を確認し、手術の流れを説明します。術前の口腔内清掃を担当歯科衛生士が行うと患者さんのリラックスに繋がり、不安を取り除けます。
　口腔内清掃を行うと同時に、手術器材の配置や患者さん入室後の処置の流れを確認して手術を開始します。術者が手術を安全かつスムーズに行うためには、介助者が手術の流れを熟知し、先を読む力を身につける必要があります。

2 手術当日の患者説明

多くの患者さんは、これから受けるインプラント手術に
不安を感じ、緊張されているのではないでしょうか。
当日の患者説明の際、スタッフは患者さんにリラックスしていただくためにも
言葉遣いや態度などに注意を払い、
可能なかぎり緊張をほぐすように心がけましょう。

Basic of Basic 基本事項の解説

患者さんへのおもな説明・確認内容

- 当日のバイタルサインや睡眠、食事の確認
- 手術の流れ、所要時間
- 術前投薬と口腔内清掃
- トイレへの誘導、手術着（ガウン）への着替え
- 義歯を装着している患者さんには、術後に使用可能か否かを伝えておく
- 清潔な環境下で手術を行うために、必要な点の理解と協力をお願いする
- 術前・術後の口腔内写真撮影と術後のＸ線写真撮影（必要に応じて）
- 術後の疼痛や腫れ、痺れなどが起こる可能性と、術後の禁忌事項
- 術後の緊急連絡先

　以上の内容は、患者さんに手術当日以前にも説明しますが、再度伝えることで、患者さんが安心します。
　術直後、患者さんは手術で疲労しているため、術後の注意事項は簡潔かつ明瞭に説明します（**図1**）。帰宅後、術後の患者説明書を必ず一読し、記載内容を守ってもらうように念押しします。とくに、飲酒や喫煙には注意が必要です。

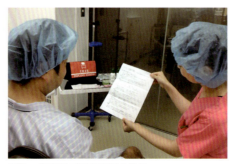

図❶　術直後の患者説明の様子

術後の禁忌事項は？

あなたの歯科医院で、術後、患者さんに控えてもらっている事項を書き出しましょう。わからなければ、先輩や院長に聞いてみましょう。

義歯装着患者さんへの術後の対処は？

術後、担当医から義歯の使用は不可とされている患者さんには、改めてそのことを伝えましょう。そのうえで、当院では、義歯装着患者さんが口元を気にしているようであれば、マスクをお渡ししています。他にも、患者さんが不安に思っていそうなことを列挙し、対処法も考えて書き留めましょう。

POINT

　患者さんは、手術前日の夜は不安で眠れないこともあります。緊張をほぐすためにも、来院時には担当歯科衛生士が対応し、雑談などをしながら緊張を和らげるとよいでしょう。
　術中、患者さんに不快感を与えることもあるため、「響きます」、「お水が出ます」などの説明を事前に行うことで患者さんの協力が得られ、手術がスムーズに進みます。
　患者さんに術後の緊急連絡先を伝えることで、より安心していただけます。

3 器具・器材などの準備

インプラント埋入手術には、すべて滅菌された器具・器材を使用します。
それらを準備の段階で汚染させないように、注意しましょう。
また、ドリルやドライバーなどが不足すると手術に支障が生じるため、
準備の際は十分に確認しましょう。

Basic of Basic 基本事項の解説

◎ 手術の準備は間接介助者が滅菌バッグを開封し、直接介助者が受け取って配置します（図1）。
◎ 滅菌不可の器具・器材には、滅菌済み包装材でカバーしましょう。
◎ 開封前に滅菌バッグに破損がないことを確認しましょう。
◎ 滅菌バッグの開封口を下向きにして滅菌物を振り出したり、開封口以外から無理に開けると汚染の原因となるので避けます（図2）。
◎ エンジンコードは、接続した後に作動するか必ず確認をします（図3）。

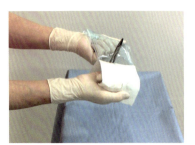

図❶ 間接介助者が一人で行う場合は、器具に触れないよう慎重に滅菌バッグを開封する

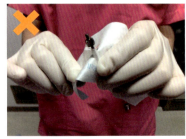

図❷ 開封口以外から無理に破って開けると、器具を汚染させてしまうおそれがある

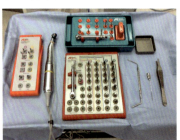

図❸ エンジンコード接続後、作動や生理食塩水の注出を確認する

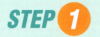

器具出しを行う際の注意点は？

当院では、器具出しの際に誤って直接介助者が不潔域に触れたり、間接介助者が清潔域に触れないように注意しています。あなたの歯科医院では、どのような点に注意しているか、書き出してみましょう。

器具・器材の準備終了後、注意すべきことは？

不足している器具はないか、器具の不具合はないかなど、再度確認すべきことを挙げてみましょう。下記以外にも必要な事項を加えてみましょう。

- ☐ ドリルの不足や刃こぼれがないか
- ☐ エンジンモーターの回転確認
- ☐ サクションチューブの作動確認
- ☐ 手術に使用するインプラント体などの確認
- ☐
- ☐

POINT

　間接介助者は自分の手指のタンパク質を付着させないように、必ず簡易グローブを付けて作業をしましょう。器具・器材の受け渡しの際は、「渡しました」、「受け取りました」とお互いに声を出して確認しながら作業します。また、サージカルカセット内のドリルが揃っているかの確認も必要です。
　ドライバーなどは誤飲防止のため、ワックスなしのデンタルフロスや縫合糸を付けておきます。

4 手術時手指消毒

手術時手指消毒は、手指の常在菌を減少させ、
術中にグローブが破損した場合でも術野が汚染されるリスクを
最小限に留めることを目的としています。

Basic of Basic　基本事項の解説

「滅菌グローブを装着するから手洗いの必要性はない」というわけではありません。術中にグローブが破損した場合、術野が汚染されたり、スタッフに感染したりするおそれがあります。それらを防ぐためにも、手術時手指消毒は必須です（図1〜9）。

〈ラビング法〉

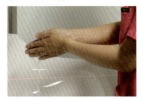
図❶　両腕の指先から肘上10cmまで流水で素洗いする

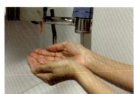
図❷　手指用消毒剤を手のひらにとる

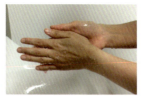
図❸　手指用消毒剤をよく泡立てる

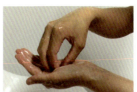
図❹　指先と爪の間を洗う

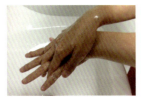
図❺　指の間、手の甲、手のひらを洗う

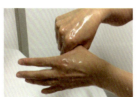
図❻　親指の付け根部分はとくに丁寧に洗う

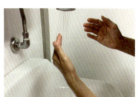
図❼　手首から腕、肘上までを洗い、指先から肘上までを洗浄する

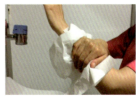
図❽　十分にすすいだ後、清潔なペーパータオルで指先から拭き取る

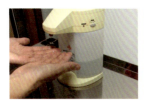
a：アルコール擦式消毒薬を約3mL手のひらにとる

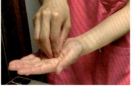
b：指先から消毒する

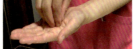
c：手のひら、甲、指の間・背面、親指を消毒する

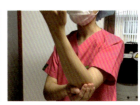
d：消毒液を肘関節上まで擦り込んで消毒する

図❾ a〜d　消毒を左右の手指に行う

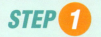

手術時手指消毒時の注意点は？

当院では爪を短く切ること、指輪を外すことに注意しています。他に考えられる注意事項を挙げて書き出しましょう。

手術時手指消毒の手順を覚えている？

手術時手指消毒を必ず正しい手順で行うには、どうすればよいでしょうか。考えて書き出してみましょう。

> 例） 消毒手順のポスターを作成して貼る

> 　清潔な白衣、マスク、キャップを着用し、手術時手指消毒を行います。滅菌水は使わず、水道水の流水で行います。タオルは、滅菌タオルではなく清潔なペーパータオルを使用し、最終仕上げにはアルコール含有の速乾性擦式消毒薬を手指によく擦り込み、完全に手指を乾燥させます。
> 　以前は硬いブラシを用いた手術時手指消毒が行われていましたが、ブラッシングによる手指皮膚表面の損傷が手荒れなどを起こして菌数を増やしかねないため、現在は推奨されていません。

5 ガウン・グローブの装着

細菌などの感染を防ぐためにも、手術は清潔域で行います。
そのため、術者と直接介助者は手術時手指消毒後、
滅菌ガウン・滅菌グローブを正しい手順で装着してから手術に臨みます（図1～8）。

Basic of Basic 　基本事項の解説

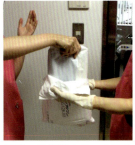

図❶　手指消毒後、直接介助者は間接介助者から滅菌ガウンを受け取る。その際、間接介助者がガウンに触れないように開封する

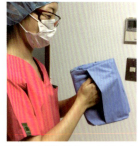

図❷　滅菌ガウンの肩の内側に手を入れ、ガウンを広げる

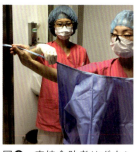

図❸　直接介助者はガウンの肩紐の端を持ち、間接介助者が紐の中央を受け取ったのを確認したら袖を通す。間接介助者は直接介助者の襟紐、背部の腰紐を結ぶ

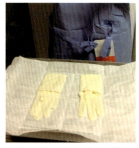

図❹　間接介助者は滅菌グローブの外袋を左右に開き、内側の包装ごと直接介助者に渡す。その際、内側の包装は左右に開いた状態にしておく

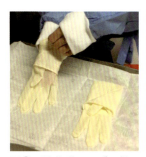

図❺　滅菌グローブの折り返しを伸ばさずに装着する。滅菌されているグローブの指先部分には触れないように注意する

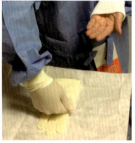

図❻　グローブが装着された手で反対側のグローブの折り返された内面に指先を入れ、折り返しを伸ばしてガウンの袖口まで被せる。同様に、反対側もガウンの袖口までグローブを伸ばす

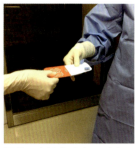

図❼　直接介助者はガウン前面にあるタグと紐の片方を外し、間接介助者に把持する部分を手渡して背面から紐を回す

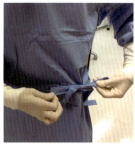

図❽　直接介助者は紐を結ぶ。滅菌ガウン、滅菌グローブの装着が完了

滅菌ガウンの正しい装着手順を習得できている？

滅菌ガウン装着時の手順と注意点を挙げて、書き出しましょう。

滅菌グローブの正しい装着手順を習得できている？

滅菌グローブ装着時の手順と注意点を挙げて、書き出しましょう。

POINT

滅菌ガウン着用者の清潔域は体幹前面のみで、下半身や背中は準不潔域となります。

滅菌グローブは指先にたるみやきつさのないものを選び、滅菌グローブ装着後は手を下げたり、ゴーグルやマスクに触れないように注意します。ゴーグルやマスクの位置直しが必要な場合は、間接介助者に調整してもらいます。

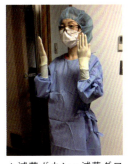

▲滅菌ガウン・滅菌グローブ装着完了時の状態

6 口腔内清掃および口腔外消毒

インプラント手術前に口腔内を清掃し、清潔にすることは必須です。
口腔内清掃を適切に行うことで、口腔内細菌の減少に繋がります。
口腔内に義歯や暫間補綴装置がある場合は、それらを外して清掃します。
また、口唇や頬などの消毒を行うことも重要です。

Basic of Basic　基本事項の解説

術前の口腔内清掃
①希釈した含嗽剤を使用して、含みうがいをします。
②歯ブラシの植毛部に洗口液を含ませ、口腔内清掃を行います（歯ブラシは軟らかめ、デンタルフロスはノンワックスを使用：**図1**）。
③補助清掃道具や舌ブラシ・スポンジなどを使用して、口腔内の粘膜や舌の清掃を行います（**図2**）。
④清掃が終了したら再度、希釈した含嗽剤で含みうがいをします。水でのうがいは行いません。

口腔外消毒
①消毒する薬液は塩化ベンザルコニウム、グルコン酸クロルヘキシジン、ポビドンヨードなどを使用し、滅菌したガーゼ球に含ませます。
②口唇から始め、頬骨からオトガイにかけての範囲を一方向で拭き上げます（**図3**）。拭き忘れの部位がないように、十分に注意します。

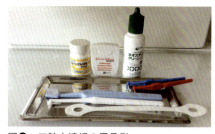

図❶　口腔内清掃の用具例

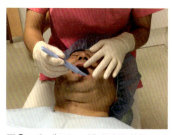

図❷　歯ブラシ、補助清掃道具、舌ブラシを使用し、口腔内を清掃する

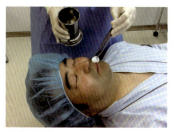

図❸　覆布を覆う前に口腔外消毒を行う（患者さんの同意を得て掲載）

なぜ手術日までに歯周基本治療を終えていなければならない？

インプラント手術を行うまでに、なぜ歯周基本治療を完了しておく必要があるのか、考えて書き出してみましょう。

手術当日、なぜ患者さんは化粧をして来院してはならない？

女性の患者さんには、手術当日は化粧はせずに来院するよう事前に説明します。その理由を考えて、書き出してみましょう。

手術部位が感染を起こす要因として、口腔内の病原菌量や細菌の毒性、宿主の抵抗力低下などが挙げられます。細菌汚染量を低減させるには、術前の口腔内・口腔外の清掃や消毒が必要不可欠です。病原菌量の減少は、術後の感染リスクを減らすことにも繋がります。

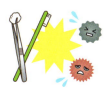

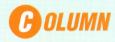

術前の歯周基本治療

当院では歯周基本治療中の患者指導の際、つねに「PCRが20％以下にならないと手術ができません。メインテナンスに移行後、PCRを10％以下に維持されると、インプラントを長く使っていただけると思います」と伝えています。そうすることで、患者さんはセルフケアを頑張ってくれます。口腔内がつねに清潔に維持されていれば、術前の口腔内清掃を効率よく行えます。

また、手術当日は菌血症のおそれなどがあるため、超音波スケーラーなどを使用した出血を伴いやすい処置は避けましょう。

参考文献

1) 日本口腔インプラント学会（編）：日本口腔インプラント治療指針2016. 医歯薬出版, 東京, 2016.
2) 日本口腔インプラント学会（編）：口腔インプラント治療とリスクマネジメント2015. 医歯薬出版, 東京, 2015.
3) 日本歯周病学会（編）：歯周病患者におけるインプラント治療の指針2008. 医歯薬出版, 東京, 2009.
4) 柏井伸子（編）, 前田芳信（監）：増補改訂版 歯科医院の感染管理 常識非常識. クインテッセンス出版. 東京, 2016.
5) 中島 康, 柏井伸子（監）：みるみる理解できる図解 スタッフ向けインプラント入門. クインテッセンス出版, 東京, 2009.
6) 九州インプラント研究会（編）：インプラント治療と医療安全. 医学情報社, 東京, 2012.

第 4 章

インプラントの補綴処置

山口千緒里

1 補綴処置の流れ

インプラント治療における補綴処置とは、
インプラントを支台とした、患者さんの咬合機能や
審美性を回復するインプラント上部構造の作製を指します。
上部構造の精度、形態および咬合状態は、インプラントを長期に
安定して使用するうえで大きく影響します。

Basic of Basic　基本事項の解説

　インプラント上部構造は、可撤性（アタッチメント・オーバーレイデンチャー）、固定性（セメント固定あるいはスクリュー固定）、単独歯修復、複数支台連結修復に分類でき（図1～3）、インプラント頭部に直接装着されるものと、アバットメントを介して作製するものがあります。アバットメントは既製のものと、各個で形成するものがあります。

　インプラント治療における補綴処置の一般的な流れは、以下のとおりです。

**印象採得 ⇨ 咬合採得 ⇨ インデックス採得 ⇨ フレームワーク試適 ⇨
色調・形態・咬合の確認 ⇨ 完成したインプラント上部構造の装着**

　アクセスホールが存在するインプラント上部構造では、一定期間使用後、仮封をコンポジットレジン封鎖に置換します。

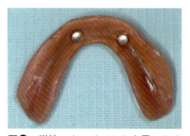

図❶　磁性アタッチメントを用いたオーバーレイデンチャー

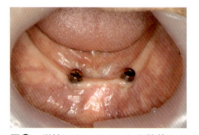

図❷　磁性アタッチメントを装着した口腔内

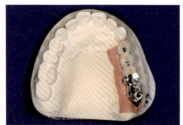

図❸　スクリュー固定のインプラント上部構造（ブリッジタイプ）

使用しているインプラントシステム名は？

インプラント上部構造の種類やインプラントシステムにより、作製の手順や使用するコンポーネント、器具・器材などが異なります。あなたの歯科医院で使用しているインプラントシステム名とともに、補綴処置時に使用する器具・器材の名称、用途も確認して、記載しておきましょう。

歯科技工士と連携はとれている？

歯科衛生士が把握している、患者さんの口腔衛生状態や使用清掃用具、性格、利き手、清掃に影響する手指麻痺の有無などの身体的特徴を、歯科技工士に対して適切に伝えましょう。あなたの歯科医院では、どのような情報を歯科技工士に伝えているのか、書き出してみましょう。

POINT

治療計画の立案から、「補綴主導」として理想的な最終インプラント上部構造をシミュレーションし、それをもとに埋入位置や上部構造形態、材質を決定する考え方があります。いずれにしても、治療計画を患者さんに提示するにあたり、インプラント上部構造の種類や材質も含めて説明し、承諾していただくことが必要です。

COLUMN

Digital Dentistry

近年、デジタル技術の歯科医療への導入が急速に進んでおり、インプラント領域でも従来の印象材を用いた印象採得から口腔内スキャナーで行う光学印象、デジタルモデルの作製、CAD/CAMによるインプラント上部構造の作製が可能となっています。

近い将来、これらの技術がさらに進化し、患者さんに多くの恩恵をもたらすに違いありません。しかし、現時点では、スクリュー固定のインプラント上部構造（複数支台連結）など、高精度を要する場合には一考の余地があるものもあります。

2 インプラント上部構造の固定方式①
セメント固定

インプラント上部構造の固定方式には、
セメント固定（合着・仮着）とスクリュー固定があります。
どちらの方式にも利点と欠点があり、症例に合わせて選択されます。
セメント固定では従来の歯冠補綴に準じた技工操作や臨床手順が適応されることが多く、
比較的簡易とされていますが、口腔内の経年的変化に対する融通性が劣ります。

Basic of Basic　基本事項の解説

セメント固定（**図1**）の利点としては、以下の5点が挙げられます。
　①術式・技工操作が比較的簡易
　②セメントの介在により、適合性に許容範囲がある
　③埋入方向による補綴の制約が緩い
　④アクセスホールの存在によって、咬合接触の制限や強度の心配がない
　⑤審美的

また、欠点としては、以下の5点が挙げられます。
　①残留セメント（図2）によるインプラント周囲組織への影響（炎症惹起の危険性あり）
　②セメントによる浮き上がり
　③合着材使用後の着脱ができない
　④アバットメントスクリューが緩んだ場合の対処が困難
　⑤仮着における不意の冠脱離

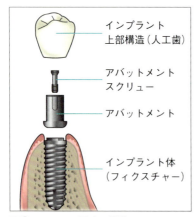

図❶　セメント固定の構造

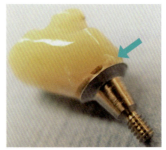

図❷　インプラント上部構造およびアバットメントを外したところ、残留セメント（矢印）が認められた

STEP 1 セメント固定の仕組みや利点・欠点をどのように説明する？

セメント固定の利点と将来的な問題点について、術前に患者さんに説明し、理解を得ることが重要です。これは、インプラント術後のトラブルを回避することにも繋がります。あなたの歯科医院で行っている説明方法について、書き出してみましょう。

STEP 2 インプラント上部構造（セメント固定）の作製手順や期間を確認している？

作製手順や期間、使用する器材について、事前に把握しておきます。たとえば、既製のアバットメントを使用するのか、カスタムアバットメントを使用するのかなど、術前に必要な確認事項を書き出してみましょう。

POINT

現在、わが国のインプラント上部構造はセメント固定方式のほうが多いといわれています。審美的で、術式が簡易であること以外にも、技工料が安価であるなど、コスト面も影響しています。しかし、インプラント周囲疾患の一因にセメント残留が挙げられ、問題点が報告されています。超高齢社会においてはインプラント周囲の清掃性などを考慮し、着脱の可能性を視野に入れて固定方式を選択することが大切です。

COLUMN

セメント固定のアバットメント

インプラントシステムによっても異なりますが、セメント固定の場合、既製のアバットメント、既製のアバットメントながら支台の形態を形成するもの、CAD/CAMシステムによって完全にカスタムアバットメントを作製するものがあります。材質はチタンやセラミック、ジルコニアなどがあり、どの種類のアバットメントを選択するかにより、印象採得のレベルや製作工程が異なります。

3 インプラント上部構造の固定方式②
スクリュー固定

スクリュー固定は、セメント固定と比較すると
術式・技工操作ともに複雑となり、高度な技術が要求されます。
インプラント上部構造の適合精度はセメントの介在がない分、
厳密な精度が求められます。しかし、術者可撤機構を備え、
経年的な口腔内の変化への対応が容易であり、
将来的には患者さんの負担軽減に繋がります。

Basic of Basic 基本事項の解説

　術者可撤機構を備えるスクリュー固定（図1～3）の利点として、以下の4つが挙げられます。
①アバットメントスクリューの緩みや破折への対応が容易
②インプラント周囲組織に炎症徴候が認められた場合、アバットメントを外して清掃できる
③経年的な口腔内の変化に対応しやすい（隣在歯の変化に対してインプラント上部構造の修理や改造が可能）
④スクリューの緩みや破折によるインプラント体の保護（安全機構）
一方、欠点としては、以下が挙げられます。
①術式・技工操作が複雑である
②精度の高いインプラント上部構造の作製が求められる
　スクリューの緩みや破折はそのもの自体の問題として捉えられがちですが、インプラント上部構造の不適合や咬合の不備に対して警鐘が鳴らされているとも考えられるのです。

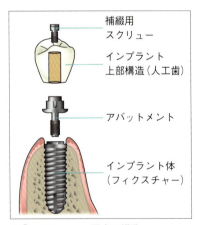

図❶　スクリュー固定の構造

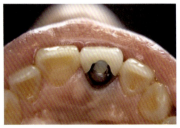

図❷　上顎前歯部スクリュー固定のインプラント上部構造（口蓋側）

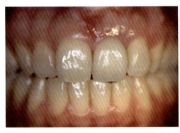

図❸　上顎前歯部スクリュー固定のインプラント上部構造（唇側）

STEP 1

スクリュー固定の仕組みや利点・欠点をどのように説明する？

将来的な口腔内の変化に対応しやすく、患者さんにとって負担軽減に繋がること、咬耗や破折の場合は修理可能であること、そして費用についても術前に説明する必要があります。あなたの歯科医院ではどのように説明しているのか、書き出してみましょう。

STEP 2

インプラント上部構造（スクリュー固定）の作製手順や期間を確認している？

スクリュー固定の場合、印象採得からインプラント上部構造装着まで、専用のコンポーネントやドライバーを使用します。作製手順や期間の他に、使用する器具の名称や用途などを把握し、書き出してみましょう。

POINT

スクリュー固定はインプラント上部構造に高い精度が求められることから、すべての補綴工程において担当医と歯科技工士の双方に高度な技術が要求されます。インプラント上部構造の不適合は、好ましくない残留応力を生み、インプラント周囲組織に悪影響を及ぼします。各補綴作製工程で確実にチェックを行うことが、将来的に患者さんの負担軽減に繋がります。

COLUMN

Passive fit（パッシブフィット）

パッシブフィットとは、複数のインプラントを連結するスクリュー固定のインプラントフレームの望ましい適合状態を意味します。外力を加えない（パッシブ）状態で、すべてのインプラント、あるいはアバットメントとメタルフレームが肉眼的に良好な状態を示すことを指します[*]。

長期的な安定使用にとって、非常に重要な要素となります。

（＊：日本口腔インプラント学会（編）：口腔インプラント学術用語集 第3補訂版. 医歯薬出版, 東京, 2014 より引用）

4 インプラント上部構造に用いられる材質

インプラント上部構造に用いられる材質は、骨組みとなるフレームワークと、歯冠部の2つの材質に分かれます。それぞれの材質の利点・欠点を把握し、症例によって何を選択するのか、決定します。
また、咬合力の強さや審美性への要求度合い、悪習癖の有無、清掃状態などの要素も選択基準となります。

Basic of Basic　基本事項の解説

　フレームワークに用いられる材質は、チタン、ジルコニア、金合金、陶材焼付用金合金、コバルトクロムが挙げられます。
　歯冠部の材質としては、ポーセレン（図1）、ジルコニア、ハイブリッドレジン（図2）、既製人工歯、金属咬合面（図3）があります。ハイブリッドレジンは経年的な変色やプラークの付着が指摘されますが、剥離・修復の容易さが利点です。
　一方、ポーセレンは審美性に優れて汚れにくい反面、修復が困難です。また、既製人工歯は咬耗に弱い反面、修復が容易です。また、ジルコニアは硬度が高く破損しにくいですが、厳密な咬合調整がなされていなければ、対合歯やインプラント体に過度の負担がかかります。

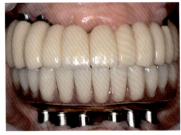
図❶　上顎：ポーセレンで作製されたインプラント上部構造。下顎：既製人工歯で作製されたインプラント上部構造

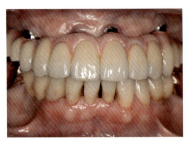
図❷　ハイブリッドレジンで作製されたインプラント上部構造（上顎）

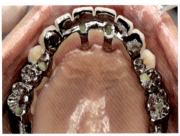
図❸　咬合面が金属で作製されたインプラント上部構造（仮封）

材質の違いによる利点・欠点をどのように説明する？

使用する材質によって、費用が変わります。材質の特性も含め、イラストや模型など、患者さんが理解しやすいような説明ツールが必要です。とくに歯冠部の材質はセルフケアにも関与しますので、十分な説明が不可欠です。あなたの歯科医院ではどのように説明しているのか、書き出してみましょう。

経年的な不具合による修復や費用の可能性を説明している？

インプラントを使用していると、経年的に不具合が生じることが考えられます。既製人工歯では、咬耗による人工歯の交換、ハイブリッドレジンでは変色による表層の修繕、ポーセレンでは破損した場合の修復など、術前にそれらにかかる費用を患者さんに説明しておくことが必要です。材質による修繕や修理方法、費用などのポイントをまとめてみましょう。

> 　上部構造に用いる材質の特性を理解しておくことは、長期の使用が予想されるインプラント治療では必須事項です。現在だけではなく、将来患者さんが要介護となった場合のことも含めて、材質を選ぶ必要があります。将来、固定方式も含めて改変、修復ができるのか、セルフケアが容易かを十分に考慮して、材質を選択することが重要です。

5 インプラントの印象採得①
準備

インプラントの印象採得では、より精度の高い上部構造を作製するために、印象材や固定レジンの収縮・膨張変化を最小限に抑え、正確なインプラントの位置関係を記録することが重要です。印象採得前には、個人トレーの準備や顕微鏡下での印象用コンポーネントの破損、傷、変形の有無の確認などが必要です。

Basic of Basic　基本事項の解説

　インプラントの印象採得に先立ち、まずはどのようなインプラント上部構造を作製するのかを確認しなければなりません。固定方式や使用アバットメントとその直径のサイズ、インプラントシステムなどにより、印象採得で準備する器材・材料が異なります（図1）。とくに、インプラントシステムごとに専用の印象用コンポーネントがあり、それらを締結するドライバーや固定用スクリューがそれぞれ異なります（図2）。使用するコンポーネントに不備があれば印象精度に悪影響を及ぼしますので、必ず事前の検査が必要です（図3）。また、個人トレー作製の発注をしておきます。

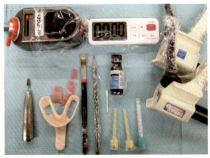

図❶　インプラントの印象採得で使用する器材準備の一例

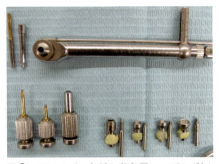

図❷　ドライバー各種と印象用コーピング（オープントレー用）

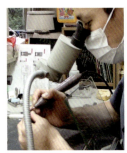

図❸　印象で使用するコンポーネントを、事前に歯科技工士が顕微鏡下で検査する

インプラントの印象採得時に使用する器材をどのようにチェックしている？

とくにスクリュー固定のインプラント上部構造の精密印象では、細かい器材を多く使用することから、チェックリストの作成と確認が必要です。これは、器材の紛失防止にもなりますので、使用する器材のチェックリストを作ってみましょう。

インプラントシステムごとの器材を把握している？

複数のインプラントシステムを採用している歯科医院は多くあります。どのシステムで、どのような器材を使うのか、名称や用途などを書き出してまとめておきましょう。

　インプラントの印象採得を円滑に行えるかどうかは、準備が十分にできているかが鍵となります。事前の確認では、チェックリストや表を活用したり、あるいはシステムごとに担当者を決めて、エラー防止の院内態勢構築が求められます。コンポーネントの保管容器や場所に名前を記したテープを貼るなどの工夫をすると便利です。

6 インプラントの印象採得②
オープントレー法

インプラントの印象採得には、オープントレー法とクローズドトレー法があり、後者は比較的簡便な方法である反面、精密さに欠けるといわれています。そのため、印象用コンポーネントを印象材の中に取り込むことからピックアップ印象とも呼ばれている、オープントレー法が推奨されます。

Basic of Basic　基本事項の解説

オープントレー法によるアバットメントレベルの印象採得の場合、アバットメントに緩みがないか、規定のトルク値で締結されているかを確認したのちに、印象用コーピングをガイドピンと呼ばれる固定用スクリューで締結します。この段階でX線写真撮影を行い、アバットメントと印象用コーピングの双方に浮き上がりがないかを確認します。複数支台の場合、印象用コーピング同士を固定用レジンによって連結します（図1）。

硬化時間を十分にとった後、印象材を注入し、また個人トレーにはヘビーボディータイプの印象材を盛り、印象採得を行います。印象材が硬化した後にガイドピンを外し（図2）、印象材を口腔内から撤去します（図3）。

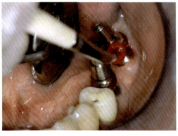

図❶　印象用コーピングを固定用レジンで連結

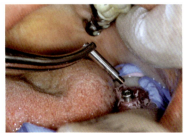

図❷　印象材硬化後、ガイドピンを外す

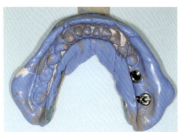

図❸　オープントレー法で採得した印象面。印象用コーピングが採り込まれている

各アバットメントの締めつけトルク値を確認している？

アバットメントに緩みが生じた場合には、規定の締めつけトルク値で締結します。アバットメントのサイズ、種類、インプラントシステムにより、トルク値が異なります。それぞれのトルク値を書き出してみましょう。

使用する固定用レジンと印象材の硬化時間はどのくらい？

患者さんは、固定用レジンや印象材の硬化を開口した状態で待ちます。患者さんにとって負担のかかる処置であることを忘れずに、適宜、声かけをするなどの配慮が必要です。硬化時間とその間の患者さんへの心遣いを具体的に書き出してみましょう。

POINT

　限られたチェアータイムのなかでスムーズに印象採得の処置を進めることは、患者さんの負担軽減に繋がります。手順を把握し、対合歯の印象採得や咬合採得（多数歯欠損の場合には、次回、咬合床を用いて行う）に不備が生じないように十分注意して行ってください。
　また、小器材を使用するため、ガーゼを挿入するなど、誤飲や誤嚥の防止にも十分留意しましょう。

7 プロビジョナルレストレーション

プロビジョナルレストレーション（PR）は単なる暫間補綴物ではなく、使用することでインプラント周囲軟組織および硬組織の成熟、形成を待ち、咬合の安定を図ります。
また、発音や形態、清掃性の評価を行うために有効で、患者さんの意見を聞き、最終上部構造に反映させます。

Basic of Basic　基本事項の解説

　PRは、インプラント最終上部構造のシミュレーションを行うものです。咬合に問題があり、何度も破折を繰り返すような場合には、その材質や形態を再考し、マウスピースの作製が必要です。形態に対して強い要望がある患者さんには、修正を重ね、納得いただいたところでインプラント最終上部構造の作製に移行します。

　また、PRはセルフケアの状態を確認して形態修正を行うことで、より清掃性の高いインプラント最終上部構造の提供にも繋がります（図1〜3）。

　スクリュー固定のPRは、インプラント最終上部構造装着後も保管しておき、万が一トラブルが生じ、急な撤去・修理が必要な場合に使用することができます。

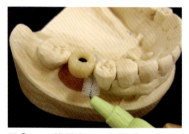

図❶　PR模型上で、歯間ブラシのサイズを確認する

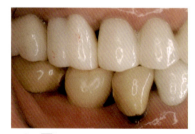

図❷　6̄部にPRを装着

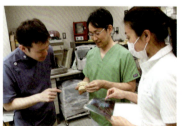

図❸　担当医・歯科技工士・歯科衛生士が連携して、よりよいインプラント最終上部構造の作製へと繋げていく

STEP 1
PR装着時に患者さんに伝えるべき注意事項は？

PR装着時、患者さんには強度的に制限があることを伝え、梅干しの種のような硬すぎる食品を噛むことは避け、異常を感じた場合は、すぐに連絡していただくことも大切です。あなたの歯科医院で患者さんに伝えている具体的な注意事項を書き出してみましょう。

STEP 2
PRの評価リストを作ってある？

PRの評価リストを作り、インプラント周囲粘膜の状態や、発音・咬合・清掃状態・形態などを確認してみましょう。同居する家族の意見や患者さんの好きな食べものなども尋ね、担当医や歯科技工士にも伝えます。あなたの歯科医院でPRを評価している項目をリスト化し、書き出してみましょう。

POINT

PRの使用から得た情報は、インプラント最終上部構造作製のための貴重な資料となります。私たち歯科衛生士が担当医や歯科技工士と情報を共有することで、よりよいインプラント上部構造を患者さんに提供することに繋がります。とくに歯頸部の形態や歯間ブラシのスペースなどは、歯科衛生士にとって今後の口腔衛生管理において、非常に重要なポイントとなります。

COLUMN

模型の保管

オッセオインテグレーションを獲得したインプラントは、天然歯とは異なり、位置が移動することはありません。そのため、使用した模型やPRを保管することで、将来的にトラブルが発生した場合でも対応が可能です。患者さんごとの模型箱を作製し、カルテ番号とともに管理して、洗浄、滅菌（または消毒）したPRも一緒に保管します。患者さんが転居や介護施設入所などで通院が困難となって転院した場合でも、転院先に引き継ぐことができます。

8 確認用インデックス採得の流れ

歯根膜を有さないインプラント体は、力の影響を受けやすいことから、
厳密な負荷のコントロールが求められます。
咬合の問題のみならず、不適切な応力も回避しなければなりません。
確認用インデックスは、残存歯や顎堤のアンダーカットに影響を受けないため、
支台間の正しい位置関係を記録できます。

Basic of Basic　基本事項の解説

スクリュー固定のインプラント上部構造のインデックス採得では、まずプロビジョナルレストレーションを外し、アバットメント表面の洗浄を行ってから緩みがないか、規定のトルク値で締結されているかを確認します（図1）。その後、インデックス用のコンポーネントを補綴用スクリューで規定のトルク値で締結しますが、隣在歯やコンポーネント同士の干渉がないかを確認します（図2）。

インプラントが複数本の場合には、コンポーネント同士を固定用レジンで連結し、十分に硬化時間をとって口腔内から撤去します。口腔内で連結固定したインデックス（図3）は、模型とは微妙に変化しているため、模型には戻さず、ガーゼなどを敷いた容器に保管します。

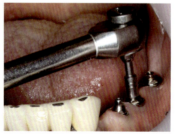

図❶　アバットメントを規定のトルク値で締結

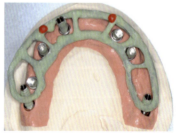

図❷　上顎の確認用インデックスの模型

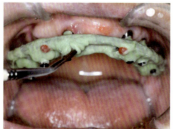

図❸　上顎の確認用インデックスを、口腔内で連結固定する

STEP 1

インデックス採得に使用する材料は揃っている？

インプラント上部構造の適合性は、インデックス採得の正確度によって決まります。ズレて連結したり、連結用部品が違っていたりしては、正確に採得できません。あなたの歯科医院で使用している材料を書き出してみましょう。

STEP 2

補綴用スクリューの規定の締結トルク値は？

アバットメントに補綴用スクリューを締結する場合、締め方が緩かったり、きつすぎたりすると、インプラント上部構造の適合性に影響を及ぼします。そのため、規定の締結トルク値を厳守し、トルクレンチを用いて締結します。あなたの歯科医院で採用しているインプラントシステムの規定トルク値を調べて記入しましょう。

POINT

CAD/CAMでフレームワークを作製する場合においても、光学印象以外は口腔内でコンポーネント連結を行います。人の手で行われる処置であることを忘れずに、細心の注意を払わなければなりません。フレームワークに問題があった場合は、インデックス採得時のエラーの可能性が考えられます。

9 インプラント上部構造①
フレームワークの試適

確認用インデックス採得をもとに、インプラント上部構造のフレームワークが作製されます。高い適合精度を獲得するためには、装着前にフレームワークのチェックが必要です。スクリューで締結しない状態で模型からの浮き上がりがないか、フレームワークシリンダー内面に汚れや金属片が残留していないかなどを確認します。

Basic of Basic　基本事項の解説

前項のインデックス採得と同様に、アバットメントの確認と洗浄を行い、フレームワークを口腔内に装着します（図1）。その際、不適合によるたわみを感じやすい金合金製テストスクリューにより、適合性の可否を知ることができます。ドライバー操作は非常に繊細な操作のため、担当医は細心の注意を払って行います（図2、3）。不適合箇所がみつかった場合は、鑞着作業または再作製を行い、再度適合試験を行います。このように、適合試験の回数が増えると患者さんにとっては負担となりますが、長期間使用するための大事なテストであることを説明し、理解を得る必要があります。

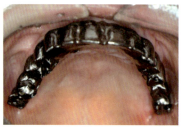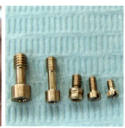

図❶　左：上顎のフレームワーク。右：フレームワークの試適用テストスクリュー（金合金製）

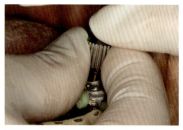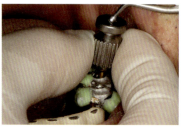

図❷　ドライバー操作：ドライバーの長軸方向を指で押さえる

図❸　ドライバー操作：スペースが少ない場合、ドライバー上部をストッパーで押さえる

STEP 1

テストスクリューの準備は？

金合金製テストスクリューはたわみやすいので、不適合の発見に有効です。直径の太いスクリューはネック部分を細く削り、たわみやすくするなど工夫をします。他に必要な準備を書き出してみましょう。

STEP 2

フレームワークの材質や作製者を記入したラボシートは？

部位や使用アバットメント、フレームワークの材質、金属の場合には商品名、鑞着箇所があれば鑞着温度、作製者を記載して保管しましょう。将来、改変や修理の際に役立ちます。先輩や院長からラボシートに必要なことを聞き取り、書き出しましょう。

POINT

フレームワークの作製や確認は、歯科技工士や担当医が行いますが、処置をスムーズに進行できるように準備をしたり、メタルフレームの歯間ブラシスペースを確認したり、患者さんの意見を聴取したりすることは、歯科衛生士も担当します。また、補綴用スクリューや小器材の誤飲・誤嚥の防止対策も忘れてはなりません。

COLUMN

ドライバー操作時の介助

埋入方向や部位によって、操作性のよいドライバーサイズを選択・準備することが大切です。大臼歯部でドライバーを使用する場合、開口量によっては、ドライバーの上部を長軸方向に押さえるのが困難なこともあります。その際は、アシスタントがストッパーでドライバー上部を長軸方向に押さえると、担当医がドライバーを持ち変えるときの脱落防止にも繋がり、有効です。

10 インプラント上部構造②
色調・形態の確認と咬合調整

インプラント上部構造のフレームワークの適合精度が得られたら、完成前に色調、形態の確認、隣在歯とのコンタクトや咬合状態を確認・調整します。担当の歯科技工士が立ち会うこともあります。
歯科技工士が患者さんに直接説明したり意見を聴取したりして、サブカルテに記載します。
口腔内写真を撮影し、色調や形態を記録しましょう。

Basic of Basic　基本事項の解説

　これまでの試適と同様にアバットメントを確認して洗浄した後、インプラント上部構造を口腔内に装着します。そして、隣在歯との接触の強さを確認し、必要に応じて調整します。次に、色調の確認と写真撮影を行います。治療時の歯は一定時間開口状態が続くことにより乾燥し、色調が変化します。そのため、上部構造装着後は、なるべく早期に撮影を行います。撮影の際は、歯と同じ方向に設置したシェードガイドとともに、ハンドル部の色調番号が写るように把持します（**図1**）。
　その後、正中や切端、瞳孔の位置とのバランスの確認（**図2、3**）、咬合調整を行い、必要に応じて咬合採得も行います。なお、色調や形態は必ず患者さんにも確認していただき、意見を聴き取ります。

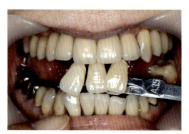

図❶　色調の確認。シェードガイドとともに撮影

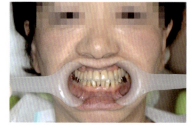

図❷　正中や切端、瞳孔の位置とのバランスを確認

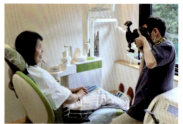

図❸　顔貌の撮影

口腔内撮影用カメラやシェードガイド、ミラーの準備は？

歯科技工士にとって、口腔内写真は技工物を作製する資料として、とても重要です。シェードガイドのタグが隠れてシェードを確認できなかったり、カメラの色合わせが不適切であったりしては、精度の高い技工物を作製できません。必要な情報を満たした口腔内写真を撮影するうえで、どのような準備が必要で、どのようなことに注意すべきか、書き出してみましょう。

歯科技工指示書を正確に記載できている？

歯科技工指示書は依頼書であり、情報提供書でもあります。部位や使用シェードガイド（ガイドのメーカー）、患者さんの希望、担当医からの指示、完成日などの記載が不十分であると、技工物を作製できません。必要な記載項目やわかりやすい文章を作成するポイントを挙げてみましょう。

> インプラント上部構造の完成までには、いくつかの工程を経る必要があります。色調・形態の確認と咬合の試適は、その最終段階となります。その際、修正箇所が大きい場合は、再度、適合試適を行い、確認してから完成することもあります。これらの確認と試適は、インプラント上部構造が完成して患者さんの口腔内に装着され、使用される前の最終確認の機会となります。

11 インプラント上部構造③
完成・装着

インプラント最終上部構造装着日は、患者さんが待ち望んだ日です。
しかし、決して治療の最終日ではないことを自覚していただきます。
今後、数回の調整を行った後は、定期的なメインテナンスの
大切さを説明し、理解していただきます。
人工物であるインプラント上部構造を長期にわたり
安定して使用していただくためには、定期検診が必須です。

Basic of Basic　基本事項の解説

　セメント固定の場合は、インプラント周囲粘膜下にセメント残留がないように、圧排糸を使用するなどして流入を防止します。合着（または仮着）時にセメントによる浮き上がりがないように、使用するセメント量にも配慮して固定を行い、インプラント上部構造に小さなセメント遁路を設けるなどして、防止策に努めます。

　また、上部構造の装着後には患者さんに注意事項を明記した用紙を渡します。インプラント上部構造の動揺や破折、あるいはインプラント周囲に疼痛や腫脹があるなど、少しでも違和感が認められた場合や、他院で補綴処置を受けられた際は連絡していただき、可能なかぎり早期に来院しなければ問題が大きくなる旨を用紙に記載しておきます（**図1、2**）。

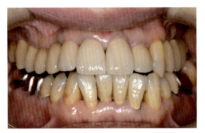

図❶　上顎前歯部。スクリュー固定方式を用いたインプラント上部構造装着

図❷　インプラント上部構造装着後の注意点

STEP 1

インプラント最終上部構造装着後の注意事項の説明方法は？

インプラント最終上部構造装着時に口頭による説明だけでは、患者さんは十分に理解できない場合もあります。そのため、注意事項を記載し、メインテナンスを促すための用紙を準備しておくとよいでしょう。あなたの歯科医院で説明している注意事項を書き出し、患者さんにお渡しする用紙を作成してみましょう。

STEP 2

「インプラントカード」とは？

フレームワークの試適時に作製したラボシートに、歯冠部に使用した材質や商品名、シェードなどを記載して保管します。これらの情報をまとめて「インプラントカード」を作成し、患者さんにお渡しすると、定期的な来院の継続と管理に役立ちます。日本口腔インプラント学会やインプラントメーカーのHPなどを参考にして、あなたの歯科医院に合ったインプラントカードを作成するために載せるべき項目を挙げてみましょう。

POINT

　インプラント上部構造の装着時に、歯冠材料や上部構造に適した歯磨剤や清掃用具を患者さんに渡し、次回来院時に、清掃状態のチェックと再指導を行います。装着直後よりも少し時間をおいてからのほうが、患者さんは冷静に清掃指導を受け入れられる傾向があるようです。インプラント上部構造装着後は約1週間で咬合調整を行い、スクリュー固定の場合は1ヵ月後にアクセスホールの最終封鎖を行います。

12 アクセスホールの封鎖

工業製品では約10万回の繰り返しの力で、
みせかけの緩みを示すことが知られています。
そのため、インプラント最終上部構造装着から約1〜1ヵ月半後に
補綴用スクリューを規定のトルク値のもとで再締結します。
そして、アクセスホールを仮封からコンポジットレジン封鎖に置換します。

Basic of Basic　基本事項の解説

　プロビジョナルレストレーションからインプラント最終上部構造装着後1〜1ヵ月半の間は、アクセスホールに綿球（長細くアクセスホールのサイズになるように一塊にしたもの）を挿入し、その上に少量のストッピングを入れて封鎖します。また、アクセスホールの上部に一層、即重レジンを盛ることで、擦り減りによる舌感の悪さを解消できます。その後、一定の時間経過を待って仮封を撤去し、スクリューの再締結を行います。綿球の代わりに白色シリコーンラバー製ロッドを適切な長さにカットして充填します（図1、2）。

　アクセスホール上面には、歯冠色に近いコンポジットレジンを使用して封鎖します（図3）。金属色が気になる場合には、内面に一層オペーク色を使用します。

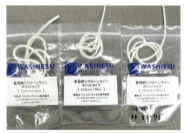

図❶　白色のシリコーンラバー製ロッド（アクセスホール内に挿入する材料）

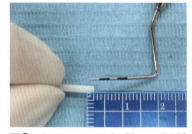

図❷　シリコーンラバー製ロッドを採寸し、適正な長さにカットする

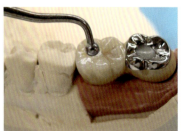

図❸　アクセスホールにコンポジットレジンを充填する

STEP 1

アクセスホールの仮封に使用する材料は？

仮封はのちに外す封鎖でありながら、日常生活で簡単に脱落すべきでないものです。綿球を一塊にしたり、上部に一層レジンを使用することで、目的に近い効果が得られます。あなたの歯科医院ではアクセスホールをどのように仮封しているのか、使用材料とともにまとめてみましょう。

STEP 2

アクセスホールの封鎖に使用する材料は？

アクセスホールの封鎖は、必要な際に担当医が外すことができ、日常生活では外れない封鎖材料が求められます。シリコーンラバー製ロッドは劣化しにくく、後日、外しやすい材料です。あなたの歯科医院ではアクセスホールをどのように封鎖しているのか、使用材料とともにまとめてみましょう。

POINT

とくに最終封鎖において、アクセスホールを目立たないようにするために、その上部内面にオペーク色を使用すると、かなり改善されます。また、介護施設入所が決まっている患者さんは仮封に置き換え、簡単に外しやすくする場合もあります。このように、術者可撤機構を備えたインプラント補綴は、患者さんにも多くの利点があります。

参考文献

1) 日本口腔インプラント学会（編）：日本口腔インプラント治療指針 2016. 医歯薬出版，東京，2016.
2) 日本口腔インプラント学会（編）：口腔インプラント学会学術用語集 第3版. 医歯薬出版，東京，2014.
3) 日本歯周病学会（編）：歯周病患者におけるインプラントの治療の指針2008. 医歯薬出版，東京，2009.
4) 日本補綴歯科学会（編）：歯科補綴学専門用語集 第4版. 医歯薬出版，東京，2015.
5) 小宮山彌太郎：インプラント療法の原点を訪ねて．歯界展望，119（1）～122（2）：2012-2013.
6) 関根秀志（編著）：インプラント修復の臨床基本手技3 補綴. 小宮山彌太郎（監），デンタルダイヤモンド社，東京，2013.
7) 十河厚志：若手歯科医師・技工士のためのインプラント補綴・技工 超入門. QDT別冊，クインテッセンス出版，東京，2010.
8) 小宮山彌太郎，他：インプラント上部構造の現在 PART 3．QDT別冊．クインテッセンス出版，東京，2002.
9) 小濱忠一，他：インプラント上部構造の現在 PART 4．QDT別冊．クインテッセンス出版，東京，2005.
10) 市川哲雄，渡邊文彦（編）：インプラントの技工. 月刊歯科技工別冊，医歯薬出版，東京，2004.

第5章
インプラントのメインテナンス

柏井伸子

メインテナンスの流れ

インプラント体の埋入、アバットメントの連結、印象採得と咬合採得、上部構造の試適と装着、咬合調整という処置を経て、メインテナンスに移行します。メインテナンスに際しては、現状の聴き取り、診査、処置、説明を行い、リスクに合わせて来院間隔を設定し、プロフェッショナルケアの処置内容とセルフケアの指導内容を考案し、実施します。

Basic of Basic　基本事項の解説

　現状を把握するため、患者さんに前回から今回の来院までの間に変化や気になることがなかったかを聴き取り、全身疾患や服薬状況も確認します。とくに、出血は炎症の徴候であるため、注意が必要です。口腔内診査では、初期病変を見逃さないように所見を取り、気になることがあればすぐに担当医に報告し、X線写真撮影を依頼します。精密な骨レベルはデンタルX線写真、全体の骨レベルはパノラマX線写真（図1）を撮影して判断します。次に、プロービングでPPD（Probing Pocket Depth）とBOP（Bleeding on Probing）の有無をチェックし（図2）、石灰化物が沈着していた場合、上部構造やインプラント体を傷つけないように注意を払いながら除石します。その後、エアーアブレージョンで微粒子パウダーを吹きつけてバイオフィルムを除去し（図3）、最後にセルフケアを確認します。

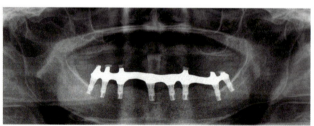

図❶　全体の骨レベルはパノラマX線写真を読影して判断

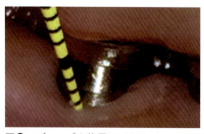

図❷　プローブを使用してPPDとBOPの有無を確認する

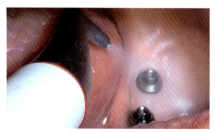

図❸　必要に応じて上部構造を外し、エアーアブレージョンでバイオフィルムを除去する

メインテナンス時に確認すべきことは？

たとえば高血圧症・心疾患・糖尿病などの循環器系疾患や骨粗鬆症などの現病歴がある場合には、必ずおくすり手帳や薬局からの説明書を確認し、患者さんの許可を得てからコピーし、保管します。その他、メインテナンス時にどんなことを確認すべきかを挙げ、その理由も書いてみましょう。

メインテナンス時の診査項目は？

筆者は歯周病の検査に準じて、プラークの付着状態・PPD・BOPの有無・骨吸収度・動揺・ブラキシズムなどによる上部構造の緩みや破折を確認し、患者さんへの説明用に口腔内写真を撮影しています。あなたの歯科医院ではどのような診査項目があるか、書いてみましょう。

　メインテナンス期の来院間隔は、口腔衛生不良・バイオフィルムの再生スピード・歯周疾患の既往歴・糖尿病・喫煙・生活習慣などのリスクファクター（危険因子）を考慮して設定します。バイオフィルムは3〜4ヵ月で再生してしまうため、ハイリスクな患者さんは短めの3ヵ月ごと、ローリスクな患者さんは4ヵ月ごとに設定し、何か注意を要することがあれば間隔を短くします。重要なのは、継続的に来院していただくことです。

2 セルフケア

インプラント治療を受ける患者さんは、何らかの原因で天然歯を喪失しています。
インプラントの長期的安定には、その原因を踏まえたうえで、
セルフケアを徹底する必要があります。
それには、自分の口腔内がどのような状態になっているのかを患者さんに認識させ、
適切なツールと使用法を説明して励行してもらい、モチベーションアップを図ります。

Basic of Basic　基本事項の解説

　天然歯とインプラントが混在している部分欠損症例では、双方とも健全な状態を維持しなければなりません。セルフケア用ツールは、インプラント周囲粘膜の状態や患者さんの磨き癖に合わせて、メインテナンスのたびに適切なものを選ぶ必要があります（図1）。基本となる歯ブラシは大きさや毛の硬さを考慮して選び、歯間部にはデンタルフロスや歯間ブラシ、ポケット周囲にはワンタフトブラシ（図2）などを組み合わせます。また、歯磨剤やデンタルリンスは、研磨剤の有無や添加されている薬効成分により選択します（図3）。とくに前歯部では、審美性の維持が重要なため、デンタルフロスを過度な挿入圧や不適切な角度で使用しないように指導します。

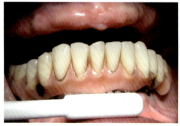

図❶　上部構造の形態や患者さんの磨き癖を考慮して、セルフケア用ツールを選択する

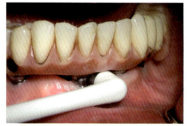

図❷　とくにポケット付近のプラーク停滞を防ぐため、ワンタフトブラシも必ず使用するように指導を行う

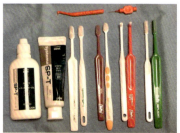

図❸　セルフケア用ツールの基本セット例

セルフケア用ツールの選択基準は？

あなたの歯科医院では、セルフケア用ツールをどのような基準で選択しているのか、書いてみましょう。

歯磨剤の選択基準は？

筆者は基本的に研磨剤フリーの歯磨剤を勧めます。ただし、色素沈着がある際は1日1回など頻度を設定して、ステイン除去効果のあるものを併用します。顆粒入りのものはポケット内に停滞し、プラークの足場になる危険性があるため推奨しません。あなたの歯科医院では、どのような基準で歯磨剤を選択しているのか、書いてみましょう。

　フッ化物配合歯磨剤を使用するとチタンに腐蝕が生じるという論文が発表され、議論が起こりました。論文中では、腐蝕発生の条件を「pHが4.5前後でフッ素濃度が1,150ppm」としています。しかし、これは口腔外での設定であり、その後の研究では、実際の口腔内では唾液による希釈や緩衝能により、pHは6.2～7.2に維持されていることが示されました。これにより、筆者は高齢者の根面う蝕予防や残存天然歯の維持を目的として、部分欠損症例の場合はフッ化物配合歯磨剤の使用を推奨しています。

3 プロフェッショナルケア

インプラント周囲組織は、天然歯と同様に健全な状態を維持しなければならず、定期的にリコールをかけてプロフェッショナルケアを行います。処置内容としては、問題が生じていないかを確認するための診査を行い、感染源となるバイオフィルムを破壊し、プラークの温床となる歯石があれば除去します。

Basic of Basic 基本事項の解説

　プロフェッショナルケアでは、ポケット内のプラークコントロールを行います。その際、ブラインドでの処置になるため、上部構造やインプラント体ネック部に損傷を与えないように注意します。傷がつくとプラークが付着しやすくなり、感染の危険性が高まります。それを防ぐためには、適切なツールを選択する必要があります。

　ステンレスはインプラント体やアバットメントに使用されているチタンよりも硬いため、両者が接触するとチタンに傷がつくおそれがあります。そのため、天然歯に用いるステンレス製ではなく、レジン製もしくはチタン製のものを選択します（図1～4）。

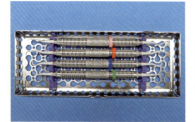

図❶　レジン製キュレット

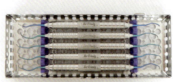

図❷　チタン製キュレット

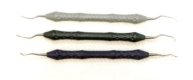

図❸　チタン製スケーラー

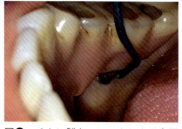

図❹　チタン製キュレットによる歯石除去

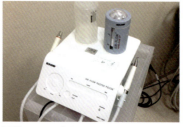

図❺　ハンドインスツルメントではケアできない部位には、エアーアブレージョンによる微粒子パウダーの吹きつけが有効

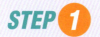

プロフェッショナルケア用ツールの選択基準は？

材質の他、上部構造の形態に合わせて使用できるように、先端部分はコンパクトなものを選びます。あなたの歯科医院ではどのようなツールをどのような目的で選択しているのか、書いてみましょう。

ハンドインスツルメント以外で使用しているツールは？

ハンドインスツルメントでは、形態が複雑な歯間部やブリッジのポンティック底部に到達できない可能性があります。そのような部位には、エアーアブレージョン（**図5**）による微粒子パウダーの吹きつけが有効です。あなたの歯科医院で使用しているハンドインスツルメント以外のツールと、その使用目的を書いてみましょう。

> 表面にステンレスのスラッジ（金属粉）が付着しているシャープニングストーンを使用してチタン製インスツルメントをシャープニングすると、チタン製インスツルメントの表面に付着してしまう危険性があります。そのため、シャープニングストーンはインスツルメントの材質ごとに使い分ける必要があります。また、エアーアブレージョンで使用するパウダーは、ヤニなどの色素除去に用いるものではなく、微粒子パウダーを選択します。

3 プロフェッショナルケア

4 診査・診断用ツール

インプラントとその周囲組織のプロフェッショナルケアでは、天然歯と同様に、
確実な診査に基づいた歯科衛生診断と、歯科衛生計画の立案が必要です。
患者さん本人からの聞き取りに基づくアセスメント（評価）と、
診査による情報収集をしっかりと行うことが肝要です。

Basic of Basic　基本事項の解説

　8時もしくは9時のポジションで上下顎左側頬側のプロービングや診査を行うのは困難であり、問題・異変の見逃しや、ポジションチェンジによる時間のロスを招くおそれがあります。両面ミラー（**図1**）を使用すると、頬粘膜を排除しながらその部位を的確に視認でき、ウォーキングプロービングも容易です。プロービングでは、レジン製・チタン製・チタン合金製のインスツルメント（**図2**）を使用し、付着を損傷しないように注意しながらPPDやBOPの有無など、局所的な状態を把握します。
　また、パノラマX線写真やデンタルX線写真による骨レベルの判断や、立体的なCTデータによる検討を行います（**図3**）。

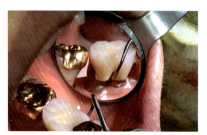

図❶　両面ミラーを使用すると、診査の時間短縮などに繋がる

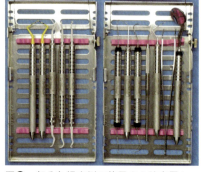

図❷　部分欠損症例に使用する診査用セット。左：チタン製のインプラント体やアバットメントを傷つけない、レジン製のプローブとキュレット。右：天然歯が残存していれば、エクスプローラーで隣接部や根分岐部の精査が必要

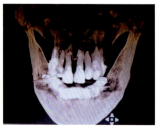

図❸　メインテナンスにおいても、CTデータは有効

診査に用いるツールは？

プロフェッショナルケアで使用するスケーラーやキュレットと同様に、プローブもステンレス製は避け、レジン製・チタン製・チタン合金製のものを使用し、挿入圧や角度に注意して診査を行います。あなたの歯科医院で診査に用いているツールと、その使用方法について書いてみましょう。

X線写真とCTデータの活用法は？

全体像を把握し、患者さんに説明するためには、パノラマX線写真やCTデータが有効です。ただし、精密に骨レベルを診査する場合には、デンタルX線写真が必要です。それぞれから読み取れることと、活用方法を書いてみましょう。

◎ デンタルX線写真：

◎ パノラマX線写真：

◎ CTデータ：

　インプラント周囲組織の現状把握にはプロービングが必要不可欠ですが、インプラント周囲粘膜は付着が非常に緩くなっています。プローブの挿入圧は0.15〜0.25N（約15〜25gf）が推奨されていますが、上部構造の形態が大きく張り出していて、挿入しにくい場合があります。清掃性に悪影響を及ぼすと判断した際には、担当医に相談して形態修正を依頼しましょう。スクリュー固定やセメント仮着であれば、上部構造を外してプラーク染色液で染め出しを行うと、判断しやすくなります。

5 注意が必要な併発症①
インプラント周囲疾患

メインテナンス期には、インプラント周囲組織に関する併発症と補綴的併発症に注意します。インプラント周囲疾患は、炎症が骨まで波及しているか否かにより「インプラント周囲粘膜炎」と「インプラント周囲炎」という病名を使い分けます。また、補綴的な面では、上部構造が機能性・審美性に損傷がなく、咀嚼に寄与する必要があります。

Basic of Basic　基本事項の解説

　インプラント治療の成功については、1998年にカナダで開催された「トロント会議」において、「インプラントは、患者と歯科医師の両者が満足する機能的、審美的な上部構造をよく支持している」、「インプラントに起因する痛み、不快感、知覚の変化、感染の徴候などがない」、「臨床的に検査するとき、個々の連結されていないインプラント体は動揺しない」、「機能開始1年以降の経年的な垂直的骨吸収は、1年間で平均0.2mm未満である」と規定されています。メインテナンス期において何らかの異常（図1、2）を認めた際には、すみやかに担当医に報告し、問題の原因を明確にしてから対応します（図3）。

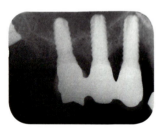

図❶　インプラント周囲炎の特徴である骨吸収を示すデンタルX線写真

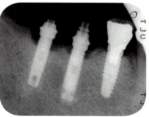

図❷　X線照射方向の違いにより、骨吸収を見落とす危険性がある

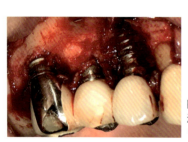

図❸　粘膜を剥離し、汚染物質が付着して感染源となっているインプラント体表面や周囲粘膜を搔爬する

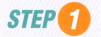

インプラント周囲組織の管理における注意点は？

炎症徴候の有無を確認することが最も重要です。そのため、筆者は注意深く所見をとり、的確な圧と角度でPPDを測り、BOPや排膿の有無を確かめています。あなたの歯科医院では、どのようなことに注意しているのかを書き出してみましょう。

炎症徴候を認めた際の対応は？

担当医にデンタルX線写真の撮影を依頼し、骨レベルを確認します。骨吸収の有無にかかわらず消炎処置が必要なため、筆者は機械的クリーニングと消毒薬による殺菌療法を行っています。あなたの歯科医院では、どのような対応をすることになっているのか、書き出してみましょう。

> インプラントのメインテナンス期の管理方法はいまだ確立されてはいませんが、参考になるのが累積的防御療法（CIST：Cumulative Interceptive Supportive Therapy）です。「プラークインデックス」、「BOPの有無」、「排膿の有無」、「4～5mmを基準としたPPD」、「X線写真上における骨吸収の有無」を判断基準とし、「機械的クリーニング」、「殺菌療法」、「抗菌薬療法」、「外科的アプローチ」、「インプラント体除去」で対処します。ただし、薬剤には国内で承認されていないものもあり、あくまでも参考として適用します。

6 注意が必要な併発症②
コンポーネントの緩み・破折

インプラント体には、生体親和性の高い材質として
チタン・チタン合金・ジルコニア・セラミックが用いられます。
また、アバットメント・アバットメントスクリュー・補綴用パーツなどの
コンポーネントも含めて十分な強度が必要ですが、
不適切な応力によって緩みや破折が生じることがあります。

Basic of Basic 基本事項の解説

インプラントを用いた補綴治療では、インプラントのシステムによってインプラントとアバットメントが一体になったワンピースタイプと、分割されているセパレートタイプがあります。また、上部構造もセメント固定とスクリュー固定の2つの固定方法があるため、それぞれのコンポーネントが開発されています。しかし、埋入位置や角度、歯ぎしりや食いしばりなどによって過度な応力が加わると、負担過重(オーバーロード)となり、各部の緩みや破折に繋がります。メインテナンス時には、上部構造のがたつきの有無を確認し、問題があれば担当医に報告して対応します(図1～3)。

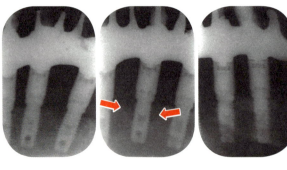

図❶ デンタルX線写真上から骨吸収が確認された長期症例。矢印は骨頂部分

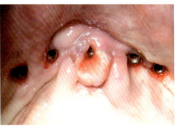

図❷ 上部構造とアバットメントを外すと、インプラント周囲粘膜に腫脹がみられる

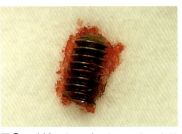

図❸ 破折したアバットメントスクリューを除去・交換する

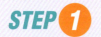

セメント固定でがたつく際の対応は？

上部構造が外れかけていないか、アバットメントスクリューの緩みを確認します。がたつきの原因として、オッセオインテグレーションが喪失している、インプラント体が破折している可能性も視野に入れます。あなたの歯科医院では、どのように対応しているのかを書き出してみましょう。

スクリュー固定でがたつく際の対応は？

まずはアクセスホールの仮封を外し、補綴用スクリューの緩みや破折、アバットメントスクリューの緩みや破折を疑います。緩んでいる場合はスクリューを締結し、破折している場合はスクリューを交換します。あなたの歯科医院では、どのように対応しているのかを書き出してみましょう。

　スクリューの締めつけは推奨されるトルク値で行います。ただし、緩みが生じる場合は上部構造の形態や咬合に何らかの問題が考えられるため、担当医に報告して、形態修正や咬合調整を依頼します。インプラント治療にはフェイルセーフの概念（1章10、28〜29ページ参照）があり、最終的に骨内のインプラント体を守るようなシステムになっています。

7 注意が必要な併発症③
上部構造の破折や脱離

インプラント周囲組織に感染がなく、安定した状態であっても、
材質の経年的な劣化や摩耗により、修理や再製が必要になります。
スクリュー固定では、定期的に上部構造を外して内部やアバットメントをクリーニングし、
再装着時は担当医がトルクレンチを用いて
適切なトルク値でスクリューを締結します（図1）。

Basic of Basic　基本事項の解説

　メインテナンス期に多い併発症として、アクセスホールの仮封材脱離が挙げられます（図2）。内部を十分に洗浄し、ファイナルスクリューが緩んでいないことを確認してから仮封材を再充填します。また、咬合力が加わることによる経年的な劣化や摩耗で、ゴールドシリンダーやファイナルスクリューなどの補綴用コンポーネント、前装材のレジン、ポーセレンが破折したり、脱離する可能性もあります（図3）。
　スクリュー固定やセメント固定の現状を撮影し、状況の説明書とともに歯科技工所に送り、対処方法を検討します。

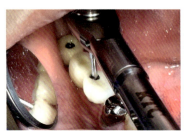

図❶　上部構造の装着・再装着時には、適切なトルク値で締結する

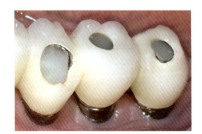

図❷　アクセスホールを仮封していたコンポジットレジンの摩耗

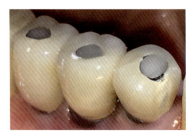

図❸　4|相当部の近心で、前装のポーセレンが破折・脱離している

メインテナンス期における上部構造のチェックポイントは？

アクセスホールの仮封材の摩耗や脱離の有無、上部構造にクラック・チッピング・摩耗が生じていないかを確認し、問題があれば担当医に報告して対処します。みなさんの歯科医院では、どのようなことをチェックしているのか、書き出してみましょう。

上部構造のがたつきや損傷の原因を患者さんにどう伝える？

咬頭傾斜や側方ガイドなどの過度な応力が局在された部分に集中している可能性があり、一口腔単位での咬合調整が必要となるため、担当医に報告して対処します。みなさんの歯科医院では、それらの原因をどう患者さんに伝えているのか、説明用の資料やツールを含めて書き出してみましょう。

　メインテナンス期のトラブルには、口腔衛生不良により感染する「生物学的併発症」と、スクリューの緩みや上部構造の破折などによる「機械的併発症」があります。メインテナンス期では歯科衛生士が主導となって対処しますが、担当医による状況把握や積極的介入を行うためにも、スタッフ間でのコミュニケーションは重要です。また、患者さんには、問題の早期発見・対応のためにも、定期的な来院が必要であることを説明しましょう。

参考文献

1) 日本口腔インプラント学会（編）：口腔インプラント治療指針2016. 医歯薬出版, 東京, 2016.
2) 日本口腔インプラント学会（編）：口腔インプラント学学術用語集 第3版. 医歯薬出版, 東京, 2014.
3) 日本歯周病学会（編）：歯周病患者におけるインプラント治療の指針. 医歯薬出版, 東京, 2009.
4) 日本歯周病学会（編）：歯周治療の指針2015. 医歯薬出版, 東京, 2016.
5) 日本歯周病学会（編）：歯周病学用語集 第2版. 医歯薬出版, 東京, 2013.
6) 矢島安朝, 中川洋一：インプラントのトラブルシューティング. 永末書店, 京都, 2009.
7) 和泉雄一, 児玉利朗, 松井孝道：新 インプラント周囲炎へのアプローチ. 永末書店, 京都, 2010.

WE ARE THE ORIGINAL!

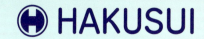

安全性 — Pモード、Eモード、Sモードの切替式なので、誤って急に強いパワーになることが少ない

安定性 — ニュートロンテクノロジーにより微弱パワーで負荷がかかっても安定した発振が担保されます

発展性 — ベーシックシステムからタンクシステム、ステリシステムなど豊富なオプションが揃っています

独創性 — スケーラーから多目的治療器へサテレックがスケーラーの常識を変えてきました

簡便性 — 使い勝手を優先したデザイン、レイアウトです

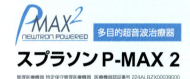

多目的超音波治療器

スプラソン P-MAX 2

管理医療機器 特定保守管理医療機器 医療機器認証番号 224ALBZX00039000

超音波スケーラーに必要な要素をすべて兼ね備えた器械、それが『スプラソン P-MAX2』です。

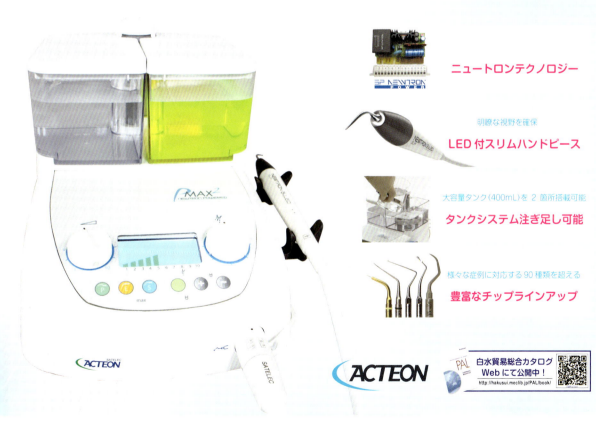

ニュートロンテクノロジー

明瞭な視野を確保
LED付スリムハンドピース

大容量タンク(400mL)を2箇所搭載可能
タンクシステム注ぎ足し可能

様々な症例に対応する90種類を超える
豊富なチップラインアップ

白水貿易総合カタログ Webにて公開中！
http://hakusui.meclib.jp/PAL/book/

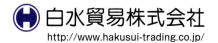
http://www.hakusui-trading.co.jp/

〒064-0824 札幌市中央区北4条西20丁目2番1号 Nord 420BLD1F ☎(011)616-5814
〒101-0052 東京都千代田区神田小川町1-11 千代田小川町クロスタ12F ☎(03)5217-4618
〒464-0075 名古屋市千種区内山3-10-17 今池セントラルビル2F ☎(052)733-1877
〒532-0033 大阪市淀川区新高1丁目1番15号 ☎(06)6396-4400
〒812-0013 福岡市博多区博多駅東2-18-30八重洲博多ビル5F ☎(092)432-4618

カムテクト

強い歯*と健康な歯ぐき**のためのオールインワンハミガキ

コンプリートケアEX 誕生!

* 歯質強化でムシ歯予防　** 歯周病（歯肉炎・歯周炎の総称）の予防　※1 ブラッシングによる

グラクソ・スミスクライン・コンシューマー・ヘルスケア・ジャパン株式会社
〒107-0052　東京都港区赤坂1-8-1 赤坂インターシティAIR　TEL：03-4231-5108

Evadyne® Plus +IP

インプラントへの用途も加わりました。

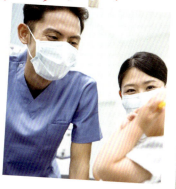
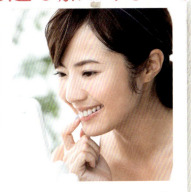
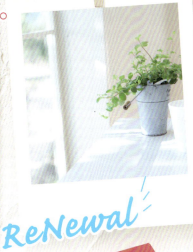

エバダイン® プラス

ReNewal

光重合型仮封材

シリンジから直接充填可能な機動力を活かして、アバットメントホールやアクセスホールの封鎖等に幅広くお使い頂けます。半透明のペーストは硬化深度が深く、シンプルな作業性を実現しています。

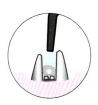

アバットメントホールの封鎖

合着用セメントの流入を防ぐためにアバットメントホール開口部に充填する。必要な場合は小綿球をスクリュー上に置き、その上から充填を行う。

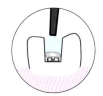

スクリューリテイニングにも

Ⅰ級窩洞と同様に、隅々まで十分行き渡るようにゆっくりと充填する。必要な場合は小綿球をスクリュー上に置き、その上から充填を行う。

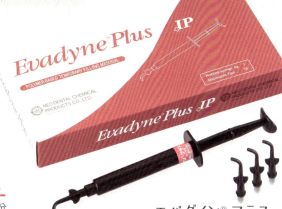

10秒硬化！

エバダイン® プラス
管理医療機器　医療機器認証番号　21500BZZ00194000
セット　包装：5gシリンジ入　　1本
　　　　　　　先端チップ　　　15本
　　　　　　　　　　　　　　　標準価格　3,000円
ネオ ブラックチップ(L) 30本入　標準価格　2,000円
(一般医療機器　医療機器届出番号　13B1X00154000015)

ノンフッ素クリーニング

フッ素非配合のクリーニング用ペーストです。インプラント以外にも、ホワイトニング前やフィッシャーシーラント前など、対象物本来の表面を提供し、必要な環境を整えます。

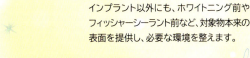

アドネスト® ファイン　　　　　**アドネスト® コース**
ノンフッ素　ピーチフレーバー　　ノンフッ素　ライチフレーバー

フルーツの香り

Renewal

アドネスト® ファイン	アドネスト® コース
仕上げ研磨材（一般的名称：歯面研磨材）	粗研磨材（一般的名称：歯面研磨材）
一般医療機器	一般医療機器
医療機器届出番号　13B1X00154000022	医療機器届出番号　13B1X00154000023
包装：50g　　標準価格：1,700円	包装：50g　　標準価格：1,700円

製造販売業者　ネオ製薬工業株式会社
〒150-0012 東京都渋谷区広尾3丁目1番3号
Tel. 03-3400-3768(代)　Fax. 03-3499-0613

IPS1807

デンテックの
KSKラバーダム防湿器具

おかげさまで 110 周年
110th 2017-1907

WHY KSK?

✓ 特に吟味されたステンレス材だけを使用しており、**バネ性とその持続性**に優れています。
✓ ビークが全て刃付けされていますので**歯牙へのフィット感**が良好です。
✓ 乳歯用やノコギリ刃など**全76種の豊富なラインナップ**からお選びいただけます。
✓ 熟練工の手による**メイドインジャパン**の高品質なクランプは世界中でご愛用いただいております。

KSKラバーダムクランプ　ブラック　¥1,700 ※

一般医療機器　歯科用ラバーダムクランプ　届出番号13B2X00094000008/13B2X000940000
※P-1/P-2/G-1,G-2/タイガーシリーズは価格が異なります。

マイクロスコープをご使用の先生に

・ライトの反射を抑え、マイクロスコープ使用下の眼精疲労やストレスを軽減します。
・黒色は塗装ではなく、酸化発色のため、剥がれ落ちる心配がなく人体に安全です。
・酸化発色により、耐食性が向上しています。
・ブラックの他に無着色の「ノーマル」、つや消しの「マット」もお選びいただけます。

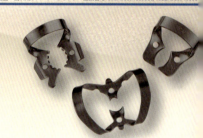

KSKラバーダムクランプ　スターターキット　¥42,000

一般医療機器　歯科用ラバーダム防湿キット　届出番号13B2X00094000

これからKSKラバーダムクランプを始める方に

・定番クランプ12種とデンタルダム、関連器具のお得なセットです。

内容物　（数量：各1）
・クランプ付ボード＃12（クランプ種類:210,9,0,2,2A,206,207,5,56,7,201,202）
・ラバーダムパンチ　　・KSKクランプフォーセップス
・ヤングフレーム大　　・ラバーダムテンプレート
・KSKノンラテックスデンタルダム　２０枚入り

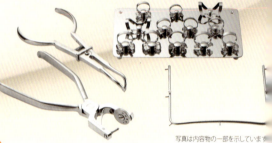
写真は内容物の一部を示しています

KSKノンラテックスデンタルダム　パウダーフリー　NEW!!　¥3,000

一般医療機器　歯科用ラダーダム　届出番号13B2X0009400

米国FDA,厚労省が「パウダー付きゴム手袋」のリスクについて発表・通知

・2016年3月21日、米国FDAは医療従事者や患者にリスクをもたらすとして、パウダー付き手袋を禁止する旨を発表しました。
・2016年12月27日、厚労省は安全性確保の観点から、パウダーフリー手袋への供給切替えを促すことを関係機関へ通知しました。

入数：１５枚入り
サイズ：6インチ（152mm×152mm）　厚み：0.25mm
色：パープル　香り：ミント

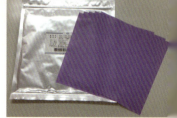
密閉性の高いジップ付きアルミパック入り

クランプの形状見本をご用意しております。お気軽にお問い合わせ下さい。

表示価格は2017年2月1日現在のメーカー希望小売価格（税抜き）
商品は改良の為、形状、仕様、価格等を変更することがあります。詳細はご注文前にお確かめ下

製造販売元
KSK **DENTECH®**　株式会社 デンテック
東京都板橋区清水町 53-5
TEL : 03-3964-2011　FAX : 03-3962-5624
info@dentech.co.jp　www.dentech.co.jp

dentech.co

YOSHIDA

Dürr Dental Hygiene System
デュール デンタル ハイジーン システム

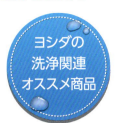
ヨシダの洗浄関連オススメ商品

歯科医院の感染予防システム
3×エリアに3×カラーで
合理的＆安心

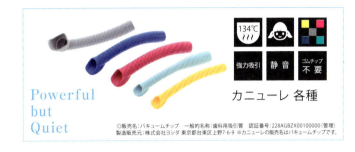

Powerful but Quiet

カニューレ 各種

◎販売名：バキュームチップ　一般的名称：歯科用吸引管　認証番号：228AGBZX00100000（管理）
製造販売元：株式会社ヨシダ 東京都台東区上野7-6-9 ※カニューレの販売名はバキュームチップです。

■ MD-550 スピットンクリーナー
スピットンを除菌洗浄するクリーナーです。
内容量：750mL

■ バイオクリーン 吸引システム除菌洗浄
タンパク質、血液、バイオフィルム除去にすぐれた洗浄力を発揮します。
内容量：1,000mL

■ MD-555 バキュームフロークリーナー
吸引システム、配水管および分離器の内部を徹底洗浄します。
内容量：2,500mL

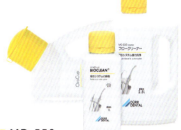

■ FD-360 レザーケア
レザーにスプレーして清掃・ケアができる材質に優しい洗浄液です。
内容量：500mL

3つのエリアに3色のカラー
- ■ インスツルメントにはブルー
- ■ 表面にはグリーン
- ■ 吸引システムにはイエロー

■ ハイゴボックス（除菌ボックス）
カゴを上げた状態で固定ができ、ボックス内で水切りができます。

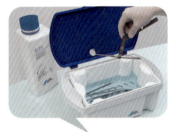

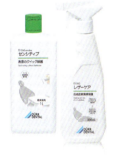

■ FD-366 センシティヴ 表面クリーナー
プラスチック、アクリルグラス、合成皮革などの敏感な表面の除菌洗浄に1分で素早く作用。対象物にスプレーし、全体にいき渡るように速やかに拭いてください。
内容量：1,000mL

■ ID-213 インスツルメント除菌洗浄
50倍希釈で浸漬する場合は5分、超音波洗浄器では2分で作用します。
2週間程度効果が持続するので経済的です。
pH12.0±0.5（アルカリ性）、腐食防止成分配合
内容量：1,000mL

■ FD-312 エコ フロア表面クリーナー
床、キャビネット、チェアの表面の除菌洗浄にお使いいただく濃縮液です。
100倍希釈の作用時間は15分間、50倍希釈では5分間です。
内容量：1,000mL

■ ID-220 バーの除菌洗浄
作用時間は1分、超音波洗浄器では30秒間です。
腐食防止成分配合
内容量：1,000mL

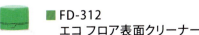
各製品に記載しております使用方法をお読みの上、正しくご使用いただくようにお願いいたします。

発売元： 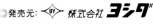 株式会社ヨシダ
東京都台東区上野7-6-9　TEL.0120-178-148（コンタクトセンター）　http://www.yoshida-dental.co.jp

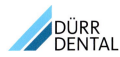
DÜRR DENTAL

これが「泡」の浸透力—。

リニューアル
新発売
フッ素濃度が
1450ppmにUP!

泡タイプ薬用はみがき
オラリンス® 泡タイプ
【高濃度フッ素1450ppm配合】

研磨剤無配合 **80mL**（最大約400回使えます注）

注）ポンプを軽く押し歯ブラシ全体にのせる程度で使用する場合の回数です。
ポンプをしっかり押し切る場合は約200回押すことができます。

医薬部外品　販売名：オラリンスHF　[希望患者様価格] 1本 1,300円（税別）
●6歳未満のお子様の手の届かない所に保管し、使用させないでください。

泡だから薬用成分がすみずみまで広がる!

4つの薬用成分が むし歯・歯周病※・口臭を予防!
（根面う蝕など）

※歯周病は歯肉炎・歯周炎の総称です

フッ化ナトリウム（フッ素として1450ppm）	グリチルリチン酸ジカリウム（GK2）	塩化セチルピリジニウム（CPC） イソプロピルメチルフェノール（IPMP）
再石灰化促進作用・歯質強化作用	抗炎症作用	W殺菌作用

お口の健康から体の健康につなげていきましょう!

発売元 昭和薬品化工株式会社
〒104-0031 東京都中央区京橋2-17-11
お問い合わせ:0120-648-914（9:00～17:30／土・日・祝日・弊社休日を除く）

製造販売元 日本ゼトック株式会社
〒163-0512 東京都新宿区西新宿1-26-2

2018年9月作成（ORRB51C-18SPW01）

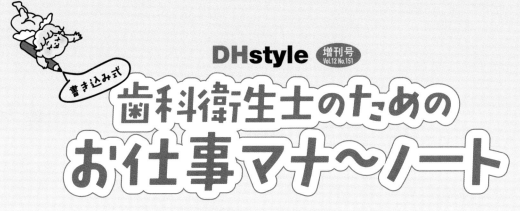

DHstyle 増刊号 Vol.12 No.151
書き込み式 歯科衛生士のための お仕事マナーノート

【著】杉元信代（株式会社Himmel／歯科衛生士）

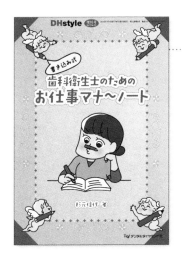

自分だけの便利な"お仕事マニュアル"を作ろう

歯科医院で働く歯科衛生士は、歯科医療従事者であるとともに、社会人でもあります。そのような観点から身につけておくべき"お仕事マナー"はたくさんあります。たとえば、言葉づかいやお休み・遅刻をするときのルール、"ほうれんそう"（報告・連絡・相談）を押さえられていることが、一人前の歯科衛生士・社会人に求められます。本書はそのようなお仕事マナーを自分で書き込むことで、自分だけのマニュアルとしても活用できます。作成の過程で、院長や先輩からアドバイスをもらうと、完成度がぐんと高まります♪（すぐに使える付録つき）

B5判・132頁・オールカラー　定価（本体3,200円+税）

CONTENTS

1　第1章 社会人としての基本マナー
- 身だしなみ 仕事中編／通勤編／姿勢編
- あいさつ
- 遅刻ルール　　　　　　　　　　　　　　他

2　第2章 お仕事の基本マナー
- ほう・れん・そう
- 指示の受け方
- わからないままにしない　　　　　　　　他

3　第3章 コミュニケーションの基本マナー
- なかよしが目的ではない
- 院長との意思疎通
- 先輩との意思疎通　　　　　　　　　　　他

4　第4章 ステップアップポイント
- ミーティング・朝礼・食事会
- レポート
- 目標を立てる　　　　　　　　　　　　　他

5　第5章 お仕事継続のためのセルフマネジメント
- ポジティブとネガティブ
- ストレスとのつき合い方
- ストレス発散　　　　　　　　　　　　　他

付録
- 付録1　働いている自院のことがもっとわかるシート
- 付録2　レポートのひな型
- 付録3　自主練目標と振り返りシート
- 付録4　目標カレンダー

株式会社 デンタルダイヤモンド社

〒113-0033　東京都文京区本郷3-2-15 新興ビル
TEL 03-6801-5810(代) / FAX 03-6801-5009
URL：https://www.dental-diamond.co.jp/

DHstyle 増刊号

ドリル式

いまさら聞きにくい！
基本だけをセレクト
4名のDH CASK がやさしく解説

歯科衛生士 臨床の BASIC of BASIC 52

【監修】株式会社Tomorrow Link
【編著】濱田智恵子、片山章子、横山朱夏、青木 薫

書いて、隠して、
しっかり覚える！
赤シート付き！

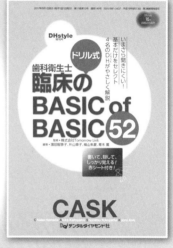

B5判・132頁・オールカラー
定価（本体3,200円＋税）

最低限の基本だけをセレクト！

昨今、先輩歯科衛生士がいない現場も多く、いても診療で忙しくて後輩の教育に時間を割けずに困っている方が多くいます。そこで、臨床現場で働くうえで、最低限これだけは押さえておきたい、ベーシックかつ実践的な知識を見開きでコンパクトにまとめ、ドリル形式で学べる本書を企画しました。本書は、経験の浅い方でも学べる作りになっており、基本的なことをいまさら聞きにくい方、歯科衛生士の仕事に復帰したいけれど、ブランクがあって不安な方などにもぜひ活用いただきたい1冊です。

CONTENTS

第1章　歯科衛生士の基礎の基礎　濱田智恵子
- 歯科医院はこんなところ
- 楽しく働くための心構え① 社会人としての歯科衛生士
- 楽しく働くための心構え② 身だしなみ・接遇　他

第2章　う蝕予防をきちんと学び直す　青木 薫
- う蝕の成り立ち　● う蝕の診査　● う蝕の原因は？
- 宿主と歯　● う蝕原性細菌　● 発酵性糖質
- 小児・学齢期のう蝕リスクと対策　他

第3章　歯周病をきちんと学び直す　横山朱夏
- 歯周病って何だろう？　● 歯周病の分類　● ヒアリング
- 歯周組織検査 外せない基本① PCRと動揺度
- 歯周組織検査 外せない基本② プロービング　他

第4章　メインテナンス　片山章子
- メインテナンスの意味とゴール　● メインテナンスで行うこと
- 歯周病リスクが高い場合のメインテナンス
- 補綴修復装置が多い口腔のメインテナンス　他

株式会社 デンタルダイヤモンド社

〒113-0033　東京都文京区本郷3-2-15 新興ビル
TEL 03-6801-5810(代) / FAX 03-6801-5009
URL：https://www.dental-diamond.co.jp/

いますぐはじめる！
やさしい感染管理

東京都・ブローネマルク・オッセオインテグレイション・センター
[監修] 小宮山彌太郎（歯科医師）・[著] 山口千緒里（歯科衛生士）

院長から受付まで、1冊ずつ備えることで効果倍増！

安心・安全な環境、時間も経費もエコと、いいことづくし！

つい後回しにしてしまう歯科医院での感染管理。いまや、どの医院においてもその徹底が求められており、時には患者さんから問われることも……。コストがかかり、面倒！と思われがちな感染管理は、正しく徹底することで、必要のない行為やムダな薬剤の排除による「経費削減」、そして安心・安全な歯科医院としての評判が「患者増」にも繋がるなど、実はメリットもりだくさんなのです。本書を活用して、いま！すぐ！はじめましょう！

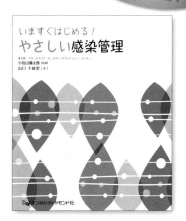

B5判変型・104頁
オールカラー
定価（本体3,500円＋税）

CONTENTS

- ◆ 高圧蒸気滅菌器
- ◆ インプラント埋入手術時の身支度
- ◆ インプラント埋入手術時の患者に対する術前ドレーピング
- ◆ 外科器具の洗浄、消毒、滅菌
- ◆ 一般的な歯科診療時の身支度
- ◆ その器具は洗浄？ 消毒？ 滅菌？
- ◆ 診療器材の洗浄、消毒、滅菌
- ◆ 歯科用ハンドピースのメインテナンス方法
- ◆ 訪問歯科診療時の感染管理
- ◆ おさらいチェックリスト＆データ 他

株式会社 デンタルダイヤモンド社
〒113-0033　東京都文京区本郷3-2-15 新興ビル
TEL 03-6801-5810（代）／ FAX 03-6801-5009
URL：https://www.dental-diamond.co.jp/

編著者／著者略歴

柏井伸子（かしわい のぶこ）

1979 年	東京都歯科医師会附属歯科衛生士学校 卒業
1988 年	ブローネマルクシステム（歯科用インプラント）サージカルアシスタントコース 修了
2003 年	イギリス・ロンドンおよびスウェーデン・イエテボリにて 4 ヵ月間留学
2007 年	東北大学大学院歯学研究科修士課程口腔生物学講座 入学（感染管理専攻）
2009 年	日本歯科大学東京短期大学非常勤講師
2011 年	東北大学大学院歯学研究科修士課程口腔生物学講座 卒業（口腔科学修士）
2013 年	東北大学大学院歯学研究科博士課程口腔生物学講座 入学
2015 年	イタリア・ミラノにて 3 ヵ月間臨床研究

日本口腔インプラント学会認定専門歯科衛生士、日本医療機器学会認定第 2 種滅菌技士、上級救命技能認定、アメリカ心臓協会認定ヘルスケアプロバイダー、日本口腔感染症学会、日本手術医学会、European Association for Osseointegration Active Member 他

山口千緒里（やまぐち ちおり）

1988 年	横浜歯科技術専門学校 歯科衛生士科 卒業
1992 年～	ブローネマルク・オッセオインテグレイション・センター 勤務
	（2014 年 1 月～ 2015 年 6 月　馬見塚デンタルクリニック訪問診療班所属）
2015 年	スウェーデン・ハルムスタッド州立病院 Implant course with focus on infection course 修了

日本口腔インプラント学会認定専門歯科衛生士、介護福祉士、日本医療機器学会認定第 2 種滅菌技士 他

入江悦子（いりえ えつこ）

1999 年	平和学院衛生福祉専門学校 歯科衛生士科 卒業 入江歯科医院勤務　現在に至る スウェーデン・イエテボリ大学歯周病学研修 修了
2004 年	イタリア海外研修歯周治療コース 修了
2008 年	新東京歯科衛生士学校非常勤講師（2008 ～ 2016 年）
2009 年	スウェーデン・ハルムスタッド州立病院 Infection Control Training Course 修了
2011 年	スウェーデン・ハルムスタッド州立病院 Infection Control Training Course 修了
2013 年	スウェーデン・ハルムスタッド州立病院 Infection Control Training Course 修了

日本歯周病学会認定歯科衛生士、日本口腔インプラント学会認定専門歯科衛生士 他

書き込み式 歯科衛生士のためのインプラントのきほん

発　行　日——2018 年 12 月 1 日　通巻 157 号
編　・　著——柏井伸子　山口千緒里　入江悦子
発　行　人——濱野 優
発　行　所——株式会社デンタルダイヤモンド社
　　　　　　〒 113-0033
　　　　　　東京都文京区本郷 3-2-15　新興ビル
　　　　　　TEL 03-6801-5810（代）　FAX 03-6801-5009
　　　　　　https://www.dental-diamond.co.jp
　　　　　　振替口座　00160-3-10768
印　刷　所——株式会社エス・ケイ・ジェイ

- 本書の複製権・翻訳権・上映権・譲渡権・公衆送信権（送信可能化権を含む）は㈱デンタルダイヤモンド社が保有します。
- JCOPY 〈(社)出版者著作権管理機構 委託出版物〉
  本誌の無断複写は著作権法上での例外を除き禁じられています。複写される場合は、そのつど事前に(社)出版者著作権管理機構（TEL：03-3513-6969、FAX：03-3513-6979、e-mail：info@jcopy.or.jp）の許諾を得てください。